ÉTUDES

D'HYGIÈNE PUBLIQUE

PAR

GUSTAVE JOURDAN

CHEF DE BUREAU A LA PRÉFECTURE DE LA SEINE

BERGER-LEVRAULT ET Cie, ÉDITEURS

PARIS	NANCY
5, RUE DES BEAUX-ARTS	18, RUE DES GLACIS

1892

Tous droits réservés

ÉTUDES

D'HYGIÈNE PUBLIQUE

PAR

GUSTAVE JOURDAN

CHEF DE BUREAU A LA PRÉFECTURE DE LA SEINE

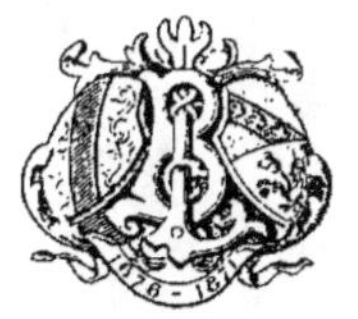

BERGER-LEVRAULT ET Cie, ÉDITEURS

PARIS	NANCY
5, RUE DES BEAUX-ARTS	18, RUE DES GLACIS

1892

Tous droits réservés

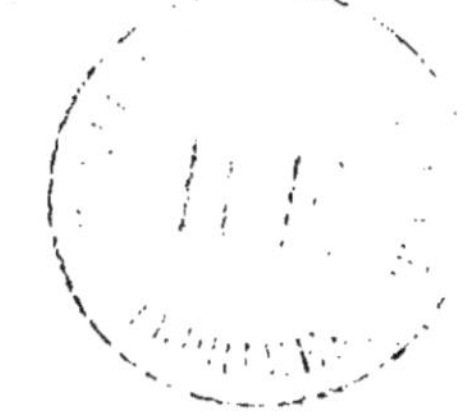

AVERTISSEMENT

Les questions d'hygiène et de salubrité publiques prennent aujourd'hui une importance de plus en plus grande, et chacun de nous se préoccupe davantage des mesures qu'il appartient à l'autorité de prescrire pour sauvegarder la santé générale.

Aussi, nous avons pensé qu'il ne serait pas sans intérêt de réunir en un volume les études que nous avons publiées dans ces derniers temps sur l'assainissement de la ville de Paris ainsi que sur la législation concernant les logements insalubres.

Ces diverses études ont paru dans la *Revue générale d'administration*, à l'exception du mémoire concernant la réforme de la loi du 13 avril 1850, qui a été présenté et discuté au Congrès international d'hygiène et de démographie de Paris, en 1889.

Les deux premières parties sont relatives aux mesures prises pour assainir Paris, et, en les parcourant, le lecteur pourra se rendre compte de l'importance des travaux exécutés et des progrès accomplis depuis près de quarante ans, pour assurer la salubrité de la capitale et améliorer la santé de ses habitants.

Dans les deux dernières parties, nous avons examiné la question des logements insalubres. La loi actuelle a soulevé bien des critiques, et sa réforme est réclamée depuis longtemps. La première proposition, tendant à la révision de la loi de 1850, et due à l'initiative de M. Martin Nadaud, remonte au mois de décembre 1881. Cette proposition qui avait fait l'objet en 1883 d'un rapport très détaillé de M. Hippolyte Maze, a été renvoyée par la Chambre des députés, après un commencement de discussion, à un nouvel examen de la commission parlementaire. Depuis cette époque, de nombreux projets de loi ont été déposés, mais par suite de diverses circonstances aucun d'eux n'a pu aboutir.

La question paraît cependant avoir fait un grand pas, depuis la présentation par le Gouvernement du projet de loi pour la protection de la santé publique, qui supprime une partie des entraves apportées par le législateur de 1850, à l'exécution des mesures d'hygiène reconnues indispensables dans les habitations. Quelques-unes des idées émises dans notre mémoire de 1889 ont eu la bonne fortune de trouver place dans le projet du Gouvernement et nous faisons tous nos vœux pour qu'une solution intervienne dans le plus bref délai possible.

Septembre 1892.

G. J.

ÉTUDES

D'HYGIÈNE PUBLIQUE

I

L'ASSAINISSEMENT DE PARIS

EN 1885

Les questions qui touchent à l'hygiène générale d'une grande ville offrent un sujet d'études particulièrement intéressant, surtout lorsqu'il s'agit d'une immense cité comme Paris, renfermant une population de près de 2,300,000 habitants, qui tend toujours à s'accroître et recevant dans son sein des milliers de visiteurs venus de toutes les parties du monde. Aussi, l'on peut dire que la salubrité de la capitale intéresse, non seulement les Parisiens, mais aussi tous les Français et, jusqu'à un certain point, l'univers entier.

C'est à l'autorité municipale qu'incombe le soin de prendre ou de provoquer les mesures nécessaires pour sauvegarder la santé publique dans cette vaste agglomération d'êtres humains, disséminés sur une étendue de 7,800 hectares.

La tâche est considérable et de tous les instants. Il ne suffit pas, en effet, de parer aux besoins du présent; il faut encore prévoir ceux de l'avenir, en tenant compte des résultats de l'expérience et des progrès réalisés par la science de l'hygiène.

Les moyens employés sont de nature différente, mais tous convergent au même but : l'assainissement de la cité, en assurant à ses habitants la pureté du sol, de l'air et de l'eau, les trois principaux éléments de la salubrité.

Ces mesures consistent : 1° à ouvrir et à élargir les voies publiques pour faire pénétrer l'air et le soleil dans les quartiers qui en sont privés ; 2° à empêcher l'infection du sol par la mise en bon état de viabilité et de propreté des rues ; par l'établissement de promenades et d'espaces couverts de végétaux, dont l'action bienfaisante entretient la pureté de l'atmosphère ; et surtout par la construction d'égouts destinés à recueillir la majeure partie des résidus de la vie animale pour les transporter au loin et les utiliser au profit de l'agriculture ; 3° à assurer une distribution d'eau pure, saine et largement abondante pour satisfaire à tous les usages domestiques et à tous les besoins du service public ; 4° à réglementer la salubrité des constructions ; 5° enfin à éloigner des habitations les lieux de sépulture et les établissements insalubres, dont la présence au centre d'agglomérations pourrait présenter de sérieux inconvénients.

« Assainir un quartier, dit Michel Lévy dans son *Traité d'hygiène publique et privée*, c'est prolonger la moyenne de la vie de ses habitants. Cette vérité doit sans cesse être présente à l'esprit de ceux qui ont la direction et la responsabilité du municipe. On dresse des statues, on construit des mairies luxueuses, des salles de spectacle, on caresse les ruines historiques : améliorez la demeure du pauvre et de l'ouvrier ; versez l'air, le soleil et l'eau à vos administrés ; assurez le prompt et régulier enlèvement des boues et déjections ; restreignez le méphitisme envahissant des accumulations humaines et le mortel tribut que prélèvent annuellement les cachexies populaires, filles de la misère et de l'insalubrité. La puissance d'infection d'une ville se calcule d'après celle de chacune de ses habitations et de la quantité d'eaux ménagères et de détritus de tout genre qu'elles éliminent journellement ou qu'elles amassent temporairement ; il y faut ajouter l'influence des boues formées sur la voie publique par la circulation des passants et les pluies ; celle des boucheries, des hôpitaux et hospices, des cimetières, les émanations et les déjections des ateliers et fabriques, etc., etc. Que l'on réfléchisse à tous les foyers miasmatiques qui naissent seulement des ménages entassés dans une seule maison, et l'on se fera une idée de toutes les difficultés de la police sanitaire. »

Après avoir indiqué les conditions fondamentales de l'assainissement de Paris, nous voudrions faire connaître les travaux accomplis et les réformes proposées par l'administration municipale, pendant ces dernières années, pour satisfaire à chacune des obligations qui lui sont imposées et améliorer ainsi la santé publique.

I.

OUVERTURE ET ÉLARGISSEMENT DES VOIES PUBLIQUES.

De tout temps, l'édilité parisienne s'est préoccupée des moyens, soit d'augmenter le nombre des voies publiques, soit d'améliorer leur état, suivant l'accroissement de la population et les nécessités de l'hygiène. Mais c'est surtout à partir du moment où les chemins de fer, à peine créés, prirent un développement si rapide, c'est-à-dire vers l'année 1852, que l'administration commença la série des opérations de voirie, dont l'exécution devait donner satisfaction au mouvement considérable de circulation qui résultait de cette nouvelle situation.

Le système adopté, et dont la réalisation se poursuit toujours, a consisté à ouvrir de grandes et larges artères destinées à relier entre eux les principaux quartiers de la capitale, en y apportant l'air et la lumière, à la place des rues sombres, étroites, tortueuses, dans lesquelles ne pénétrait jamais un rayon de soleil.

Les voies ouvertes dans ces conditions peuvent se diviser en quatre classes : les premières, établies perpendiculairement ou parallèlement au cours de la Seine, qui partage la ville en deux parties à peu près égales ; les secondes formant des lignes circulaires ; les troisièmes, servant d'accès aux six grandes gares de chemins de fer ; les quatrièmes enfin, constituant des voies d'utilité générale ayant surtout pour but de diminuer la durée des longs parcours.

Les voies perpendiculaires à la Seine sont : les boulevards de Strasbourg, de Sébastopol, du Palais et Saint-Michel, qui traversent la ville du nord au sud.

La rue de Rivoli, prolongée depuis le Louvre jusqu'à la rue Saint-Antoine, forme avec celle-ci la voie parallèle à la rivière, traversant la capitale de l'est à l'ouest.

Les voies circulaires forment trois lignes de ceinture.

La première dessert, par le boulevard Saint-Germain, la partie de la rive gauche la plus rapprochée de la Seine et se relie avec les anciens boulevards intérieurs de la rive droite, d'un côté, par la place de la Concorde et la rue Royale et, de l'autre, par le boulevard Henri IV et la place de la Bastille.

La seconde ligne, d'une étendue considérable, s'embranche sur les anciens boulevards intérieurs, à la hauteur de la rue Taitbout, pour suivre le boulevard Haussmann, l'avenue Friedland, la place de l'Étoile, l'avenue Marceau, le pont de l'Alma, les avenues Bosquet et Duquesne, les boulevards des Invalides et du Montparnasse (d'ancienne création), les nouveaux boulevards de Port-Royal, Saint-Marcel et de l'Hôpital, le pont d'Austerlitz, le boulevard Diderot, la place de la Nation, le boulevard Voltaire, et aboutit, après un parcours de près de 15,000 mètres, aux anciens boulevards de la rive droite, sur la place de la République. Une partie de cette seconde ligne intérieure dessert également les gares des chemins de fer d'Orléans et de l'Ouest (rive gauche).

Enfin, une troisième ligne de ceinture, encore en voie d'exécution sur plusieurs points de son parcours, est destinée à partager l'espace trop considérable existant entre les anciens boulevards extérieurs et la rue Militaire. Cette ligne commence à la rue Michel-Bizot, dans le 12e arrondissement, traverse ensuite les 20e, 19e, 18e, 17e et 16e arrondissements, doit franchir la Seine en face la rue Rémusat pour pénétrer ensuite dans les 15e, 14e et 13e arrondisssements et aboutir au pont de Tolbiac, en face l'entrepôt de Bercy.

Les artères principales, qui servent d'accès aux gares des chemins de fer de l'Ouest, du Nord, de l'Est et de Lyon, sont constituées par la rue de Rennes, la rue de Rome, la rue Lafayette, le boulevard Magenta, le boulevard Ornano, la rue de Maubeuge, etc., etc.

Enfin, d'autres voies, non moins importantes que les précédentes, traversent des quartiers malsains, qu'elles assainissent, dégagent des établissements publics et facilitent les communications entre les divers arrondissements. C'est ainsi qu'ont été ouvertes les rues de Turbigo, du Quatre-Septembre, du Pont-Neuf, des Halles, des Écoles, Monge, le boulevard Arago, les avenues des Gobelins, de Montsouris, Daumesnil, Philippe-Auguste, du Trocadéro, le boulevard Malesherbes, les rues d'Alésia, Mozart, Michel-Ange, Ordener, Championnet, de Puebla, etc., etc., et plus récemment, l'avenue de l'Opéra, l'avenue de la République, la rue Étienne-Marcel, les rues du quartier Marbeuf, etc., etc.

Ces voies, au nombre de plus de 200, ont toutes au moins 12 mètres de largeur ; la plupart ont 20 mètres ; quelques-unes 40 mètres, et l'avenue du bois de Boulogne, qui constitue l'entrée magistrale de cette belle promenade, a une largeur exceptionnelle de 122 mètres.

La dépense occasionnée par ces diverses opérations dépasse, à ce jour, la somme de 1 milliard, non compris les travaux de viabilité de toute nature, dont le montant atteint environ 400 millions, ce qui forme un total de plus de 1,400,000,000 de francs. Cette dépense a été, il est vrai, compensée dans une certaine mesure par d'importantes subventions de l'État et par le produit des reventes de terrains laissés en dehors des voies publiques.

En outre, la ville inscrit chaque année à son budget une somme assez élevée, fixée, pour 1885, à 1,390,000 fr., et destinée soit à exécuter de petites opérations, soit à acquérir quelques immeubles dont l'emplacement permet d'élargir des voies publiques trop étroites.

Les sommes dépensées pour les travaux de voirie sont considérables, et cependant l'œuvre d'assainissement est loin d'être terminée. Il ne faut pas oublier, en effet, qu'il existe encore dans la ville un grand nombre de rues ouvertes autrefois sans aucun souci des règles de l'hygiène et dont la présence, constituant de véritables foyers d'infection, est une des causes de la permanence des épidémies de fièvre typhoïde, de variole, de diphtérie, qui s'abattent plus particulièrement sur ces quartiers insalubres. Il reste donc beaucoup à faire, et l'un des premiers soins de la municipalité, ainsi d'ailleurs que le fait espérer le mémoire du préfet de la Seine, en date du 20 avril 1885, sera de continuer, en temps opportun et le plus rapidement possible, les travaux de voirie urgents, dont l'exécution contribuera à diminuer les maladies qui déciment encore une partie de la population parisienne.

II.

REVÊTEMENT DES VOIES PUBLIQUES.

Le revêtement des voies publiques par une couche imperméable est absolument nécessaire au point de vue de l'hygiène, surtout dans les grands centres de population.

Outre les avantages qu'il présente pour la commodité de la circulation, le revêtement des voies publiques empêche les matières organiques de pénétrer dans le sol qu'elles ne tarderaient pas à infecter et préserve en même temps la partie inférieure des maisons de l'humidité provenant des eaux pluviales.

Tout bon revêtement doit se composer de matériaux assez durs pour résister à la circulation des voitures pesamment chargées et offrir une surface assez unie pour éviter les cahotements. Enfin, la chaussée doit présenter une pente suffisante et être légèrement bombée pour faciliter l'écoulement continu dans les ruisseaux des eaux répandues à la surface du sol.

Les modes de revêtement employés à Paris sont au nombre de quatre pour les chaussées, savoir : l'empierrement, le pavage en pierre, l'asphalte et le pavage en bois, et de deux pour les trottoirs, savoir : le granit et le bitume.

Les frais de premier établissement des chaussées des voies publiques sont supportés par les propriétaires riverains, mais l'entretien reste à la charge de la ville. Toutefois, en raison du caractère national et départemental d'une partie des rues de Paris, l'État et le département contribuent dans la dépense d'entretien : l'État, pour une somme fixée en 1885 à 3,500,000 fr., et le département pour une somme annuelle de 400,000 fr.

Pour les trottoirs, la dépense de premier établissement est également supportée par les riverains, mais dans des conditions que nous indiquerons plus loin, et l'entretien est aussi à la charge de la ville.

Nous allons maintenant examiner rapidement les différents modes de revêtement des voies publiques de Paris.

I. — Chaussées.

1° *Empierrement*. — Les matériaux dont on se sert pour l'empierrement des voies publiques, sont : le porphyre de Voutré, la meulière compacte et le caillou ou silex pyromaque.

On emploie le porphyre à raison de sa grande résistance à l'usure, dans les voies de circulation importante. La meulière compacte est réservée pour les voies de circulation moyenne, et le silex pour les voies peu fréquentées.

L'empierrement des chaussées ou le *macadam* (du nom de l'ingénieur anglais, Mac-Adam, qui a imaginé ce système de revêtement), a eu pendant quelque temps une certaine vogue qu'il n'a pas tardé à perdre complètement. Les chaussées empierrées sont d'un entretien fort coûteux, qui s'élève, pour certaines voies, jusqu'à 17 fr. par mètre superficiel et par an. En outre, le macadam transforme les chaussées en lacs de boue pendant les grandes pluies ; il occasionne beaucoup de poussière par les temps secs ; et enfin il produit une énorme quantité de sable qui forme des dépôts encombrants dans les égouts.

Aussi, dès l'année 1861, l'administration a transformé les principales voies empierrées en chaussées mixtes comprenant une zone centrale d'empierrement et des revers pavés de chaque côté de la voie.

La surface des chaussées empierrées n'est plus actuellement que de 1,680,000 mètres carrés et tend à diminuer de jour en jour par suite du remplacement du macadam par le pavage en bois.

On procède de la manière suivante à l'empierrement des chaussées : les matériaux (porphyre, meulière ou silex) sont répandus sur la chaussée, sur une épaisseur de 25 à 30 centimètres, puis comprimés au moyen de cylindres à vapeur, qui ont remplacé, avec avantage, les cylindres primitifs traînés par des chevaux. Cette opération est accompagnée d'abondants arrosages et du répandage d'une couche de sable nécessaire pour faciliter la liaison des matériaux.

La dépense de l'empierrement est évaluée, pour l'année 1885, à la somme de 4,054,405 fr., dans laquelle est comprise celle de 316,000 fr. pour les frais du cylindrage, payés, à l'entrepreneur, à raison d'un prix moyen de 42 cent. par tonne kilométrique.

2° *Pavage en pierre.* — Les pavés de pierre le plus généralement employés sont les grès durs provenant des carrières des vallées de l'Yvette, de la Juine et de l'Essonne, d'Épernon et de ses environs, les granits des Vosges, les quartzistes de l'Ouest, les arkoses d'Autun, les porphyres de Quénast (Belgique), etc.

Les meilleurs pavés sont ceux qui présentent le plus d'homogénéité et la plus grande égalité de résistance à l'usure, comme les porphyres de Quénast et les granits des Vosges ; mais le porphyre a le défaut d'être glissant ; aussi en restreint-on l'usage à l'établissement des caniveaux qui bordent les chaussées empierrées.

Les pavés, en général de forme parallélipipédique, sont juxtaposés les uns contre les autres sur un simple lit de sable et consolidés par un battage opéré au moyen d'un instrument spécial du poids de 35 kilogr. Une couche de sable de 1 à 2 centimètres d'épaisseur est ensuite répandue sur le pavage.

Mais l'insuffisance de fondation du pavage en pierre est une cause d'altération du profil des chaussées qui, par suite, n'offrent pas la résistance suffisante à un lourd roulage, et présentent des défectuosités gênantes pour la circulation. Les ingénieurs de la voie publique pensent que l'on pourrait remédier à ces graves inconvénients en changeant le mode de fondation qui serait remplacé, soit par une assise en béton de ciment de 15 à 20 centimètres d'épaisseur, soit par un empierrement de 15 à 20 centimètres d'épaisseur également, ainsi que cela se pratique dans plusieurs grandes villes étrangères.

Le pavage en pierre peut durer longtemps, 20 ans en moyenne, sans être refait, et malgré les inconvénients qu'il présente, surtout au point de vue de la sonorité, ce mode de revêtement, qui est le plus économique, convient bien aux voies parcourues par les voitures pesamment chargées.

Le pavage en pierre couvre une superficie de 6,200,000 mètres carrés et coûte plus de 5 millions de francs par an.

3° *Asphalte.* — L'asphalte est un calcaire imprégné de bitume dans une certaine proportion. Il provient des mines de Seyssel et de Pyrmont dans la vallée du Rhône, et de Val-Travers, en Suisse.

On l'emploie de la manière suivante : la roche asphaltique est d'abord réduite en poudre ; cette poudre, après avoir été chauffée jusqu'à plus de cent degrés, est répandue sur une couche de béton de ciment de

15 à 20 centimètres d'épaisseur, revêtue d'un enduit en mortier ; elle est ensuite fortement comprimée à l'aide de pilons et de rouleaux en fonte, de manière à lui rendre la dureté primitive du calcaire.

C'est un mode de revêtement très doux, mais assez glissant par les petites pluies ; aussi est-il indispensable de répandre souvent du sable sur l'asphalte. L'asphalte est employé dans les voies horizontales, bien aérées et à circulation légère, aux abords des hôpitaux, des écoles, des églises, des grandes administrations, en un mot, de tous les établissements publics où l'absence de bruit est nécessaire.

L'asphalte sert également à l'établissement des passerelles pour les piétons à travers les chaussées d'empierrement.

Ce mode de revêtement ne couvre qu'une surface de 320,000 mètres, et occasionne une dépense annuelle de 893,000 fr.

4° *Pavage en bois.* — Le pavage en bois est appliqué depuis longtemps à Londres. Les premiers essais qui avaient été faits à Paris de ce mode de revêtement n'avaient d'abord pas réussi, par suite de l'absence de fondation. Il n'en est plus de même aujourd'hui que ce pavage est établi sur une fondation de béton de ciment.

Dans sa très intéressante *Note sur les questions de viabilité,* M. Barabant, ingénieur en chef de la voie publique, à Paris, décrit de la manière suivante les procédés employés à Londres pour l'établissement du pavage en bois et qui sont également appliqués pour les rues de Paris :

« Aujourd'hui, le pavage en bois ne se fait plus que sur une couche de béton de ciment de Portland de 15 à 23 centimètres d'épaisseur, composé d'une partie de ciment et de 7 parties d'un mélange formé de un tiers de sable pour deux tiers de cailloux..... Cette fondation est la vraie chaussée. Le bois forme un matelas élastique, non sonore, qu'il faut dans les rues fréquentées renouveler tous les 5, 6 ou 7 ans, suivant l'importance de la circulation.

« La fondation est exécutée avec grand soin ; le béton est employé assez mou et légèrement damé à la pelle, de manière que le mortier reflue à la surface, laquelle est très soigneusement lissée et réglée à la cerce au moyen d'un enduit de mortier fin de ciment de Portland, étendu presque aussitôt après l'exécution du béton. Le bombement est généralement de un soixantième de la largeur de la chaussée.

« Trois ou quatre jours après l'achèvement de la fondation, on pose les pavés, qui ont les dimensions suivantes : largeur 75 millimètres, longueur 22 centimètres, hauteur 15 centimètres.

« Les essences les plus diverses ont été employées : le chêne, l'orme, le hêtre, le sapin, le pitch-pin, etc., avec ou sans injection ou trempage. On est à peu près d'accord aujourd'hui pour donner la préférence à l'un des bois les moins chers, qui est en même temps le meilleur à ce point de vue, c'est-à-dire au sapin rouge de Suède, qui présente au plus haut degré la qualité maîtresse des matériaux destinés au pavage, c'est-à-dire l'homogénéité. Les pavés sont posés debout : ce sont des madriers du commerce (de $0^m,075$ sur $0^m,22$), coupés à la scie mécanique de $0^m,15$ en $0^m,15$. Il est évident que tous les pavés doivent être rigoureusement de même hauteur.

« On n'injecte pas sérieusement ces pavés, cette opération étant trop coûteuse. La compagnie de l'*Improved Wood Pavement* les trempe seulement pendant cinq minutes dans une composition chaude formée de coaltar, de créosote et d'une craie argileuse, dite *green shalk*.....

« Les pavés sont posés en rangées perpendiculaires à l'axe de la chaussée et très rectilignes ; l'écartement des joints transversaux est de 1 centimètre et ces joints sont remplis : 1° sur les 2 ou 3 centimètres de fond au moyen d'un mélange de brai et de créosote coulé à chaud ; 2° sur le surplus de la hauteur au moyen d'un coulis de mortier de sable fin et de ciment de Portland qu'on répand et qu'on brasse à la surface, puis le tout est recouvert de gravier à grains de 1 centimètre environ, et au bout de quatre ou cinq jours on livre à la circulation, sauf à renouveler ce sablage plusieurs fois dans l'année..... »

Ce mode de revêtement présente de sérieux avantages. Il supprime le bruit, la poussière et la boue ; il diminue la quantité de sable jeté à l'égout et il assure une circulation facile pour les voitures et pour les piétons. Le pavage en bois est peu glissant, mais à la condition d'être constamment tenu en bon état de propreté, bien lavé et sablé au besoin.

Le pavage en bois, qui ne couvrait en 1880 qu'une surface de 4,000 mètres, s'est étendu progressivement, mais jusqu'à présent, il n'a été appliqué que dans les voies empierrées, dont l'entretien est le plus coûteux. La surface de ce pavage était de 7,000 mètres en 1881, de 22,000 mètres en 1882, puis de 65,000 mètres en 1883, et de 330,000 mètres en 1884. Le conseil municipal est actuellement saisi d'un projet tendant à couvrir une nouvelle surface de 173,500 mètres, ce qui porterait à 500,000 mètres environ la surface du pavage en bois pendant l'année 1885.

Les concessionnaires des travaux de pavage en bois font l'avance des sommes nécessaires pour l'exécution de ces travaux, et ils sont remboursés au moyen d'annuités, comprenant tout à la fois l'intérêt et l'amortissement des dépenses de premier établissement ainsi que les frais d'entretien du pavage. Le taux de l'annuité est en moyenne de 5 fr. par mètre carré et par an, payable pendant les dix-huit années fixées pour la durée des marchés. Mais à l'expiration de la concession, la dépense ne comprendra plus que les frais d'entretien, évalués à 2 fr. ou 2 fr. 50 c. par mètre carré, la fondation pouvant conserver pendant longtemps encore toute sa solidité.

La dépense relative au pavage en bois est inscrite au budget de l'année 1885 pour une somme de 1,622,600 fr.

II. — Trottoirs.

Pendant longtemps, les trottoirs des rues de Paris étaient restés à l'état de terre ou étaient simplement pavés.

Ce mode d'établissement, complètement insuffisant dans l'intérêt de l'hygiène et de la circulation, a été remplacé par le *granit* et le *bitume*.

Le granit est employé dans les voies de grande circulation du centre de Paris, et le bitume dans les autres voies.

La dépense de premier établissement des trottoirs est, comme celle des chaussées, à la charge des propriétaires riverains.

Toutefois, pour encourager les propriétaires à substituer aux trottoirs formés de vieux pavés, des trottoirs construits en granit ou en bitume, la ville accordait des primes, fixées au tiers de la dépense pour les trottoirs en granit, et au sixième pour les trottoirs en bitume. Cette mesure, bien qu'elle ait produit de bons résultats, était cependant insuffisante. Aussi l'administration a-t-elle été autorisée, par le décret du 11 juillet 1879, à appliquer la loi du 7 juin 1845, qui a permis d'obtenir la transformation des revers pavés en trottoirs réglementaires, en faisant supporter la dépense de premier établissement, moitié par la ville et moitié par les propriétaires riverains.

L'entretien est entièrement à la charge de la ville.

Aujourd'hui, les trottoirs en granit couvrent une surface de 744,000 mètres carrés et les trottoirs en bitume 1,059,000 mètres. Les frais d'entretien s'élèvent, au budget de 1885, à la somme de 1,150,000 fr.

La surface des revers pavés et des trottoirs en terre diminue de jour en jour, et il y a lieu d'espérer que, dans un temps assez prochain, des trottoirs réglementaires seront établis dans toutes les rues de Paris.

III. — Voies privées.

Les dispositions que nous venons d'indiquer ne sont applicables que dans les voies classées régulièrement au nombre des voies publiques de la capitale.

Mais il existe dans Paris plus de 900 voies privées de toute nature, passages, impasses, ruelles, etc., etc., qui appartiennent à des particuliers, et dont la viabilité laisse beaucoup à désirer. Cette situation est d'autant plus fâcheuse que bien souvent ces voies, en raison de leur défaut d'entretien, constituent des foyers permanents d'infection, qui permettent aux épidémies de naître et de se propager avec rapidité.

Actuellement, l'administration est à peu près désarmée pour remédier aux dangers qui résultent de cet état de choses.

En effet, lorsque les voies privées sont ouvertes, l'administration n'a que le pouvoir de les faire fermer à leurs extrémités, si les propriétaires ne consentent pas à exécuter les travaux d'assainissement nécessaires. Quand les voies sont fermées, la commission des logements insalubres et le conseil municipal peuvent bien y prescrire des travaux de salubrité, mais ces prescriptions, manquant d'une sanction efficace, restent le plus souvent inexécutées.

Aussi l'administration étudie-t-elle les moyens d'arriver à obtenir plus sûrement l'assainissement des voies privées, dont le mauvais état fait tache dans l'ensemble des voies si bien entretenues par la ville de Paris.

III.

NETTOIEMENT DES VOIES PUBLIQUES.

L'entretien en bon état de propreté des voies publiques comporte trois opérations distinctes :

1° Le balayage;

2° L'arrosement;

3° L'enlèvement des boues et immondices.

I. — Balayage.

Le balayage débarrasse les chaussées des voies publiques des immondices et des résidus de toutes sortes, dont le séjour prolongé deviendrait une cause d'infection.

Le balayage est une charge des propriétés riveraines, sur une largeur égale à celle de la moitié des voies. Mais, opéré par les riverains, le balayage laissait beaucoup à désirer ; aussi la loi du 26 mars 1873 a-t-elle chargé la ville de Paris de ce service, en convertissant en une taxe municipale annuelle l'obligation imposée aux riverains.

Le balayage est effectué par des ouvriers enrôlés par ateliers ou brigades. Chaque atelier se compose d'un chef cantonnier, de cantonniers ordinaires et de balayeurs auxiliaires.

Les chefs d'ateliers et les cantonniers, qui constituent le personnel fixe, sont au nombre de 1,000 environ, et leur traitement varie de 100 à 125 fr. par mois. Le nombre des balayeurs auxiliaires (hommes et femmes) est essentiellement variable ; il dépend principalement des circonstances atmosphériques. On occupe en moyenne 2,000 balayeurs et balayeuses, payés à raison de 25 à 37 centimes l'heure.

Le travail du balayage commence à 4 heures du matin pour finir à 4 heures du soir en toute saison. Les ouvriers qui ne sont occupés que la demi-journée travaillent seulement jusqu'à dix heures du matin.

Pendant longtemps, le balayage a été effectué exclusivement par des ouvriers munis de balais de bouleau ou de piazzava, et d'outils de diverses natures. Depuis quelques années déjà, le balayage est opéré, non seulement au moyen de ces engins, mais aussi à l'aide de machines balayeuses traînées par des chevaux. Ces machines, qui nettoient complètement une surface de 5,000 mètres carrés par heure, représentant le travail d'au moins dix hommes, ont apporté une grande amélioration dans le service du balayage. En outre, l'emploi des raclettes en caoutchouc a permis d'opérer rapidement le nettoiement des trottoirs et des chaussées en asphalte ou en bois.

Ce service occasionne une dépense annuelle de plus de 4 millions de francs, en partie compensée par une recette de 2,700,000 fr. provenant de la taxe municipale due par les propriétaires riverains.

II. — Arrosement.

L'arrosage fréquent des voies publiques, surtout pendant les chaleurs, contribue à l'assainissement de la ville en empêchant la formation des amas de poussière et en entretenant un certain degré de fraîcheur dans l'atmosphère.

L'arrosage s'effectue à la lance et au tonneau.

Les tonneaux, au nombre approximatif de 480, nécessitent un personnel de 400 cantonniers, non compris les ouvriers chargés de conduire les tonneaux traînés par des chevaux. La surface arrosée par ce système dépasse 5,700,000 mètres carrés, représentant un volume d'eau quotidien de 12,000 mètres cubes.

L'arrosage à la lance, dont l'application est assez récente, est opéré à l'aide de tuyaux articulés se vissant par une de leurs extrémités sur les bouches d'eau placées sous les trottoirs et se terminant à leur autre extrémité par une lance en cuivre. Ces appareils sont maniés par des cantonniers, au nombre de 740 environ, qui arrosent une surface de 2,600,000 mètres carrés actuellement, avec un volume d'eau de 14,000 mètres cubes par jour. Ce procédé a le double avantage d'être plus rapide et plus économique que le système d'arrosage au tonneau.

Les frais du service d'arrosement, ne comprenant pas la dépense relative au volume d'eau employé, s'élèvent à près de 960,000 fr· par an.

III. — Enlèvement des boues et immondices.

L'enlèvement des boues et immondices comprend deux services distincts : le service de l'enlèvement des neiges et glaces qui est opéré par l'administration, et celui des résidus de balayage et des ordures ménagères, qui est effectué par des entrepreneurs.

1° *Enlèvement des neiges et glaces*. — L'enlèvement des neiges et glaces est assuré directement par l'administration, mais avec le concours des habitants, dont l'aide est nécessaire pour arriver à déblayer les voies publiques dans le plus bref délai possible.

Aussi une ordonnance de police du 14 décembre 1851 oblige-t-elle les propriétaires à faire casser la glace dans les ruisseaux ou caniveaux, à balayer la neige sur les trottoirs au-devant des maisons et à la relever en tas, à jeter sur le sol, en cas de verglas, du sable, des cendres ou du mâchefer, etc., etc.

De son côté, la ville fait balayer la neige sur les chaussées et la fait projeter à l'égout ou transporter à la Seine à l'aide de tombereaux fournis par des entrepreneurs spéciaux. Depuis quelque temps, l'administration emploie le sel marin pour fondre la neige. L'économie et la célérité qui résultent de ce nouveau mode de procéder constituent un véritable bienfait pour la population parisienne.

La dépense, qui varie suivant l'état de la température, est inscrite au budget de 1885 pour une somme de 140,000 fr.

2° *Enlèvement des résidus du balayage et des ordures ménagères*. — Au service de l'enlèvement des résidus du balayage et des ordures ménagères, se rattache la question des récipients à ordures ménagères, dont nous allons d'abord nous occuper.

a) *Récipients à ordures ménagères*. — Aux termes d'une ordonnance de police du 1ᵉʳ septembre 1853, les habitants étaient autorisés à déposer, dans la matinée seulement, les résidus ménagers sur la voie publique ; en fait, ces dépôts avaient lieu dès le soir et pendant la nuit. Cet état de choses présentait, notamment au point de vue de l'hygiène, de nombreux inconvénients que voulut faire cesser l'arrêté du Gouvernement de la Défense nationale du 11 septembre 1870. Cet arrêté interdit le dépôt de ces résidus sur la voie publique et obligea les habitants à les déposer dans des récipients, dont le contenu devait être déversé chaque matin dans les tombereaux du nettoiement.

Ces prescriptions, rappelées par les arrêtés préfectoraux des 14 juin 1871 et 4 juin 1875, furent assez mal exécutées. Les ordures ménagères continuaient à être répandues, de jour et de nuit et sans aucune précaution, sur les chaussées, ou bien elles étaient déposées dans des boîtes de toute forme et de toute nature, dont le chargement dans les tombereaux s'effectuait avec beaucoup de lenteur.

Pour mettre un terme à cette situation si préjudiciable à la salubrité, l'administration prit, à la date du 24 novembre 1883, un arrêté imposant à chaque propriétaire de tout immeuble habité, de mettre à la disposition de ses locataires un ou plusieurs récipients communs, de capacité suffisante pour contenir les résidus ménagers de la maison. Le dépôt de ces récipients devait être effectué un quart d'heure avant le passage des tombereaux d'enlèvement, c'est-à-dire de 6 heures et demie à 8 heures du matin, en été, et de 7 heures à 9 heures du matin en hiver. Ces récipients devaient, en outre, satisfaire à certaines conditions, qui permissent d'en décharger facilement le contenu dans les voitures. Enfin, il était interdit aux chiffonniers de vider ces récipients sur la voie publique ou de faire tomber à l'extérieur une partie quelconque de leur contenu pour y chercher ce qui pourrait convenir à leur industrie.

On se rappelle l'agitation que la mise à exécution de cet arrêté produisit, surtout dans la corporation des chiffonniers, qui se plaignirent bruyamment que les dispositions du règlement leur retiraient les moyens de gagner leur vie.

C'est alors que, pour donner satisfaction à ces industriels, intervint le nouvel arrêté du 7 mars 1884. Aux termes de cet arrêté, qui a maintenu les dispositions fondamentales du règlement primitif, les récipients doivent être déposés sur la voie publique une heure avant l'arrivée des voitures d'enlèvement, et pendant ce laps de temps, les chiffonniers ont le droit de répandre, sur une toile, le contenu des boîtes à ordures, pour y chercher ce qui peut leur convenir, mais à la condition de remettre ensuite les résidus inutilisés dans les récipients et sans en répandre sur la voie publique. Il a été, en outre, stipulé, dans l'intérêt des locataires, que les récipients seraient mis à leur disposition, dans l'intérieur de l'immeuble, à partir de 9 heures du soir.

L'émotion factice, qui s'était produite, est calmée depuis longtemps, et les habitants reconnaissent maintenant la sagesse des mesures prises, qui ont eu pour résultat de contribuer grandement à la propreté de la voie publique et aussi de la maison.

La légalité de l'arrêté préfectoral vient d'être reconnue par le Conseil d'État, qui a décidé (28 mars 1885), à l'occasion d'un pourvoi formé contre cet arrêté, que les prescriptions du règlement étaient régulières, comme ayant été stipulées dans l'intérêt de la salubrité.

Ces mesures seraient encore plus efficaces au point de vue de l'hygiène, si l'on prescrivait la couverture des récipients et leur désinfection, après le vidage, de manière à empêcher le dégagement de toute odeur malsaine.

b) *Service de l'enlèvement des résidus du balayage et du ménage.* — Pendant longtemps, ce service a été affermé à des industriels qui se chargeaient, moyennant le paiement de redevances assez élevées au profit de la ville, d'opérer l'enlèvement des ordures ménagères et de les transporter à l'extérieur de Paris pour servir d'engrais à la culture maraîchère.

Mais depuis quelques années, cette situation s'est modifiée complètement. « La concurrence des engrais chimiques, dit M. Barabant dans sa *Note sur les questions de viabilité,* les difficultés croissantes et d'ailleurs assez naturelles que soulèvent les maires de la banlieue contre les dépôts des boues de Paris, la nécessité de les transporter de plus en plus loin, les obstacles plus ou moins justifiés que rencontrent ces transports de la part des autorités, avilissent le prix de ces matières. »

Aussi, par suite de ces diverses considérations, ce service coûte-t-il aujourd'hui à la ville une somme annuelle de 2,075,100 fr.

Dans l'état actuel, l'entreprise de l'enlèvement des ordures ménagères et des résidus du balayage, dont le volume annuel peut être évalué à 900,000 tonnes, est concédée par voie d'adjudication pour une durée de trois années, du 16 janvier 1884 au 15 janvier 1887.

L'entreprise est divisée en 18 lots, correspondant aux 20 arrondissements de Paris, les deux premiers comprenant chacun deux arrondissements.

Le service de l'enlèvement commence, pendant l'été, à 6 heures et demie du matin pour finir à 8 heures et demie, et pendant l'hiver, à 7 heures du matin pour être terminé à 9 heures.

L'enlèvement des récipients à ordures les plus lourds est fait au moyen de monte-charges adaptés aux tombereaux d'enlèvement et fournis par l'administration.

Dans l'intérieur et aux abords des halles et des marchés, l'enlèvement des immondices et détritus quelconques provenant des déchets de la vente a lieu, non seulement dans la matinée, mais aussi à certaines heures de la journée.

L'enlèvement des résidus du balayage doit être opéré de telle façon que la voie publique soit complètement nettoyée, et il est absolument interdit aux entrepreneurs de jeter aucun débris dans les bouches des regards d'égouts, non plus que dans les terrains vagues ou dans les ruisseaux.

Les entrepreneurs peuvent tirer tel parti qu'ils jugent convenable de tous les produits de l'enlèvement, mais il leur est interdit d'établir aucun dépôt à moins de 2,000 mètres au delà des fortifications, sauf autorisation spéciale.

Enfin, ils reçoivent de la ville une somme réglée à forfait pour toute la durée de la concession, et telle qu'elle résulte de l'adjudication. C'est cette somme qui, ainsi que nous l'avons dit, s'élève à 2,075,100 fr. par an.

Les difficultés que rencontre l'exécution de ce service, difficultés qui se traduisent par une augmentation toujours croissante de dépenses pour la ville, préoccupent depuis longtemps l'administration. Aussi étudie-t-elle en ce moment les moyens d'atténuer ces lourdes charges, sans nuire aux intérêts de la salubrité, et il y a tout lieu d'espérer qu'une solution satisfaisante ne tardera pas à intervenir.

IV.

PROMENADES ET PLANTATIONS.

Les plantations d'arbres concourent dans une large mesure à l'assainissement des villes. En effet, non seulement les feuilles de végétaux dégagent de l'oxygène provenant de la décomposition de l'acide carbonique, mais encore les racines des plantes absorbent, pour leur nutrition, une partie des matières organiques qui, sans cela, infecte-raient le sol.

Aussi, l'autorité municipale a-t-elle reconnu la nécessité de garnir de grands arbres les artères principales de Paris et d'établir dans le centre et aux extrémités de la capitale des promenades et des jardins en nombre suffisant pour assurer le renouvellement de l'air vicié par cette vaste agglomération d'habitants, tout en contribuant à l'aspect décoratif de la ville et à l'agrément de la population.

C'est ainsi que la plupart des voies de vingt mètres de largeur sont bordées de chaque côté d'une ou de plusieurs rangées d'arbres (pla-tanes, marronniers, ormes, sycomores, paulownias, etc.) dont l'om-brage est si recherché pendant la belle saison.

En outre, quatre grandes et magnifiques promenades : le bois de Boulogne, le bois de Vincennes, le parc des Buttes-Chaumont et le parc de Montsouris, ont été transformées ou créées aux quatre points cardinaux de Paris. Enfin, un grand nombre de squares ou jardins ont été établis dans les différents quartiers de la ville.

L'espace occupé par ces promenades et ces jardins s'élève actuelle-ment à près de 1,900 hectares.

Le bois de Boulogne, depuis sa transformation par l'administration municipale, en 1858, est devenu l'une des plus belles promenades du monde entier. Sa surface est de 847 hectares, composés de forêt, de gazon, de massifs, d'allées et de pièces d'eau. Les embellissements exécutés dans cette promenade représentent une somme de 16 mil-lions, mais la dépense réelle s'est trouvée réduite à moins de 4 mil-lions par suite de la revente des terrains retranchés du bois et d'une subvention donnée par l'État.

Le bois de Vincennes, situé au sud-est de Paris, couvre une super-ficie de 921 hectares, répartie en forêt, massifs, gazon, allées et pièces d'eau, comme le bois de Boulogne. Les dépenses relatives à la trans-formation de cette promenade, terminée en 1866, se sont élevées à la somme de 19 millions, comprenant les diverses acquisitions réalisées pour l'agrandissement du bois.

Au nord de Paris se trouve le parc des Buttes-Chaumont, achevé en

1869 sur un espace de 23 hectares, rempli de monticules de terre glaise et d'excavations profondes, qui faisaient de cet endroit un véritable désert. Des travaux intelligents ont transformé ces buttes en un parc des plus pittoresques, qui est certainement une des curiosités de Paris. Il n'a pas fallu moins de cinq années pour opérer cette transformation, qui avait été commencée en 1864, et dont la dépense s'est élevée à 3,400,000 fr.

Le parc de Montsouris, d'une surface de près de 16 hectares, constitue la quatrième grande promenade de la capitale. Les travaux d'appropriation ont été terminés en 1880 et ont coûté la somme de 1,800,000 fr. environ.

Les différents parcs, squares ou jardins couvrent une étendue de 121 hectares, répartis dans les divers arrondissements de Paris. Quelques-uns de ces jardins ont une superficie assez élevée, comme les Champs-Élysées (104,000 mètres carrés), le Ranelagh (59,000 mètres carrés), le Trocadéro (103,115 mètres carrés), le parc Monceau (85,553 mètres carrés), et le nouveau parc du Champ-de-Mars (70,605 mètres carrés).

Pour garnir ces promenades et ces jardins de fleurs toujours fraîches et variées, d'arbres et d'arbustes toujours verts, l'administration n'a pas recours à l'industrie privée ; elle s'est faite son propre fournisseur. Cette combinaison lui permet, non seulement de se procurer des plantes et des arbres à des prix moins élevés que chez les horticulteurs et les pépiniéristes, mais aussi de donner un grand développement à la culture d'espèces végétales qui n'étaient pas connues en France, et dont la variété et l'éclat font l'ornement de nos jardins.

L'un de ces établissements est le *jardin-fleuriste,* établi avenue du Trocadéro et visité chaque année par les amateurs qui viennent admirer ses magnifiques collections de camélias, de tulipes et d'azalées.

Deux pépinières sont situées dans le bois de Boulogne, près de la mare d'Auteuil, et à Longchamp, et sont destinées à la production des arbres et arbustes à feuilles caduques et à feuilles persistantes.

Enfin, une troisième pépinière est installée à Bry-sur-Marne pour l'élevage des arbres *dits d'alignement,* qui sont plantés en bordure des grandes voies publiques. Le nombre de ces arbres est actuellement de 90,000 environ et le prix de revient d'un arbre avec fourniture de terre végétale monte à 185 fr.

Les dépenses de personnel du service des promenades et des plantations, comprenant un ingénieur en chef des ponts et chaussées, des architectes, des conservateurs et des gardes des promenades et des squares, des conducteurs et des piqueurs, s'élèvent à la somme annuelle de 463,000 fr.

Les travaux et les frais de toute nature relatifs à l'entretien des promenades et des établissements horticoles dépassent 2,400,000 fr. par an.

V.

ÉGOUTS.

Les égouts de Paris se composent de canaux souterrains qui recueillent les eaux pluviales, ménagères et industrielles, ainsi que les eaux-vannes des tinettes filtrantes et des urinoirs, et enfin les résidus liquides provenant du lavage et de l'arrosage des voies publiques de la cité.

Nous ajouterons que les égouts servent encore à recevoir les doubles conduites d'eau de source et de rivière, les fils télégraphiques et téléphoniques et les tuyaux des horloges pneumatiques.

Tel est le rôle actuel des égouts parisiens. Mais, comme nous le verrons plus loin, l'administration municipale étudie en ce moment les moyens d'utiliser ces galeries pour l'enlèvement des matières fécales provenant des habitations. Déjà la projection à l'égout de ces déjections a été autorisée, à titre d'essai, pour un certain nombre d'établissements publics et de maisons particulières.

Jusqu'à ces dernières années, les égouts, qui n'avaient alors qu'une longueur de 160 kilomètres, déversaient leurs eaux impures en Seine, dans toute l'étendue du parcours de la rivière à travers Paris.

Il résultait de cette situation que la Seine se trouvait souillée en plein cœur de la capitale et que les eaux pluviales et ménagères s'écoulaient sur la chaussée de la plupart des rues, en formant des dépôts de matières fangeuses, nuisibles à la salubrité.

C'est pour supprimer cet état de choses des plus fâcheux que l'administration a commencé, en 1856, la construction de vastes égouts collecteurs, destinés à recueillir, pour les transporter en dehors de Paris, les eaux provenant des égouts secondaires, et a, en même temps, poursuivi avec activité l'exécution du réseau des égouts sous les voies publiques.

D'après ce programme, dont l'auteur est l'éminent ingénieur Belgrand, le réseau souterrain comprend trois sortes d'égouts, savoir : *les collecteurs généraux,* qui peuvent être considérés comme des fleuves, alimentés par des affluents, qui sont les *collecteurs secondaires,* lesquels reçoivent les eaux des *égouts ordinaires,* placés sous les rues dont ils opèrent le drainage.

1° Les *collecteurs généraux* sont au nombre de trois, dont deux établis sur la rive droite et le troisième sur la rive gauche de la Seine.

Le premier, désigné sous le nom de *collecteur d'Asnières,* suit les quais de la rive droite depuis le bassin de l'Arsenal jusqu'à la place de la Concorde, traverse cette place, longe la rue Royale et le boulevard Malesherbes, sort de Paris par la porte d'Asnières et débouche dans la Seine, en aval du pont d'Asnières, après un parcours de 9,162 mètres.

Le second, dénommé *collecteur du Nord,* part du cimetière du Père-Lachaise, longe les boulevards de Belleville, de la Villette et la rue d'Allemagne, traverse le canal de l'Ourcq à l'extrémité du bassin de la Villette, suit la rue de Crimée et le boulevard Ney et sort de Paris par la porte de la Chapelle pour aller se déverser en Seine, à Saint-Denis. La longueur de ce collecteur est de 11,760 mètres.

Enfin, le troisième, appelé *collecteur de la Bièvre,* part du boulevard Saint-Marcel, longe les rues Geoffroy-Saint-Hilaire, Linné, de Jussieu et Monge, les boulevards Saint-Germain et Saint-Michel et la ligne des quais de la rive gauche jusqu'au pont de l'Alma, passe sous la Seine en siphon, suit l'avenue Marceau, la place de l'Étoile, l'avenue de Wagram et la rue de Courcelles et sort de Paris par la porte de Courcelles, pour se réunir au collecteur général d'Asnières, un peu au-dessus de son embouchure, dans le village de Levallois-Perret. La longueur totale du collecteur de la Bièvre est de 10,304 mètres.

2° Les *collecteurs secondaires,* qui alimentent les collecteurs généraux, sout au nombre de 7 et ont une longueur de 40,000 mètres environ.

3° Les *égouts ordinaires,* qui reçoivent directement les eaux impures des voies publiques et des maisons pour les déverser dans les collecteurs secondaires, ont actuellement une longueur de 815,000 mètres (y compris les collecteurs généraux et secondaires). Ces égouts sont établis au milieu de la chaussée dans les voies ayant moins de 20 mètres de largeur et sous chaque trottoir dans les voies ayant 20 mètres de largeur ou davantage. La canalisation souterraine de Paris exigeant, dans ces conditions, 1,100,000 mètres de galeries, il reste donc encore à exécuter 285,000 mètres pour terminer le réseau des égouts ordinaires.

Les résidus liquides des voies publiques s'écoulent dans les égouts par des ouvertures ou bouches placées sous les trottoirs.

Les eaux provenant des maisons parviennent à l'égout par des tuyaux munis d'un siphon hydraulique, qui aboutissent à de petites galeries souterraines, construites en maçonnerie, et que l'on appelle branchements. Ces branchements sont fermés à l'aplomb du mur de face de la maison par une grille en fer qui intercepte la communication de la propriété avec l'égout. La section minima de ces petites galeries est de $1^m,80$ de hauteur sur 90 centimètres de largeur. Toutefois, dans les immeubles d'un revenu imposable inférieur à 3,000 fr. et situés en bordure des voies de petite circulation, les branchements en maçonnerie peuvent être remplacés par des tuyaux résistants en fonte ou en grès, d'un diamètre minimum de 30 centimètres et placés en ligne droite, suivant une pente de 75 millimètres au moins par mètre pour l'écoulement direct dans l'égout des eaux pluviales et ménagères seulement.

Pour remplir le rôle qui leur est assigné, les égouts doivent satisfaire à certaines conditions au point de vue de la construction, de la dimension, de la ventilation, de la pente et de l'entretien de propreté, conditions qui sont absolument nécessaires pour en assurer le bon fonctionnement.

On peut dire d'une manière générale que, sauf pour certains

égouts de construction ancienne, ces conditions existent dans l'ensemble du réseau parisien.

Les égouts sont construits en matériaux de choix, maçonnerie de meulière et mortier de ciment, qui assurent autant que possible l'imperméabilité des parois et du radier, et suivant la forme ovoïde (le petit côté placé en bas) qui facilite l'écoulement des liquides.

Les dimensions des égouts varient suivant leur importance et le diamètre des conduites d'eau qu'ils doivent renfermer. Le collecteur général d'Asnières a une hauteur de 4^m,40 sur une largeur de 5^m,60, avec deux banquettes ou trottoirs de 90 centimètres de large et une cunette de 1^m,35 de profondeur. Dans les collecteurs secondaires, en général, la largeur est de 2^m,40 et la hauteur de 3^m,45, avec deux banquettes à rails sur lesquels circulent les vagons. Enfin, les égouts ordinaires sont établis suivant différents types, ayant au moins 1^m,60 de hauteur sur 90 centimètres de largeur, représentant une section suffisante pour permettre aux ouvriers de les parcourir sans trop se baisser.

Les bouches placées sous les trottoirs concourent à la ventilation des égouts, et des regards avec échelons, situés de distance en distance, donnent aux ouvriers les moyens de descendre dans les égouts et leur offrent, en même temps, un refuge en cas d'inondation des galeries par les pluies d'orage.

La pente des égouts varie entre 1 millimètre et 5 centimètres par mètre. Cette pente est suffisante pour l'entraînement rapide des immondices, sous la double condition d'une circulation abondante de l'eau et d'un nettoyage constant des galeries.

Actuellement, cette circulation est obtenue par les eaux de toute nature qui tombent dans les égouts : eaux pluviales et ménagères ; eaux destinées au nettoyage des maisons, des cabinets d'aisance et des urinoirs ; eaux de lavage et d'arrosage des rues. Les bouches d'eau affectées au lavage des voies publiques s'élèvent, aujourd'hui, au nombre de 7,000, déversant dans les égouts un cube de 80,000 mètres par jour.

Le curage a pour but de maintenir les égouts en bon état de propreté, notamment en les débarrassant de toutes les matières encombrantes qui sont une des causes du ralentissement de la circulation des eaux souillées.

Le curage des égouts s'opère à l'aide de divers appareils et engins, qui sont les bateaux-vannes, les wagons-vannes, les pelles et les rabots.

Les bateaux-vannes sont employés dans les grands collecteurs, dont la cunette a une largeur variant de 2^m,20 à 3^m,50. Ces bateaux sont munis à l'avant d'un panneau mobile, ayant à peu près le même profil que la cunette et qui s'abaisse au moyen d'un engrenage jusqu'au radier de l'égout. Lorsque ce panneau, qui forme vanne, est abaissé, l'eau s'amasse en arrière et s'échappe ensuite avec violence par l'espace laissé libre au-dessous de la vanne et par les deux ouvertures ménagées dans cette vanne ; l'eau chasse les matières qu'elle rencontre dans la cunette et en même temps fait avancer le bateau. Les matières ainsi déplacées successivement sont amenées en Seine au débouché des collecteurs ou extraites souterrainement pour être transportées dans des bateaux spéciaux et déposées en aval de Paris, le long des berges de la rivière.

Les wagons-vannes, qui sont utilisés dans les collecteurs secondaires, circulent sur les rails placés sur les banquettes de ces collecteurs et fonctionnent, au point de vue du curage, dans les mêmes conditions que les bateaux-vannes.

Dans les égouts ordinaires, les matières sont poussées tant au moyen de pelles et de rabots qu'à l'aide de chasses produites par des retenues d'eaux qu'on lâche à certains intervalles. En outre, une partie des sables est extraite par les regards et transportée, soit dans des décharges publiques, soit chez les particuliers qui les utilisent.

Le curage du siphon de l'Alma, qui conduit le collecteur général de la Bièvre de la rive gauche sur la rive droite de la Seine, s'opère à l'aide d'une boule en bois de 85 centimètres de diamètre. Cette boule, étant plus légère que l'eau, roule en s'appliquant contre la paroi supérieure du siphon, dont le diamètre est de 1 mètre, et en laissant libre au-dessous d'elle une section de 15 centimètres, dans laquelle l'eau passe avec violence, en chassant les obstacles qu'elle peut rencontrer. Ce procédé, fort ingénieux, assure le nettoyage complet du siphon.

La dépense de curage des divers égouts s'élève à plus de 1,800,000 fr. par an.

Les branchements particuliers d'égout sont également curés par les soins des agents de la ville, mais aux frais des propriétaires intéressés. Toutefois, il arrive que, par suite de leur mauvaise disposition, ces branchements sont souvent submergés par l'eau de l'égout, qui y laisse, en se retirant, des dépôts de vase dont l'odeur fort désagréable se répand jusque dans les maisons et sur la voie publique.

Les frais de curage de ces branchements montent à la somme de 470,000 fr., compensée par une recette équivalente.

Nous avons dit que les dépôts de sable ou de boue qui se forment dans la cunette des égouts étaient une des causes du ralentissement de la circulation, qui doit être continue dans ces égouts. Le cube de ces matières s'élève annuellement à 125,000 mètres cubes environ, dont 80,000 sont poussés jusqu'à la Seine et 45,000 extraits par les regards ou transportés au loin sur les berges de la Seine.

Pour obvier à ces inconvénients, qui ne pourraient que s'aggraver dans le cas de l'envoi des matières fécales à l'égout, comme aussi pour améliorer l'état du réseau des égouts, l'administration a adopté, sur l'avis de la commission supérieure de l'assainissement de Paris, une série de mesures dont quelques-unes ont déjà reçu un commencement d'exécution.

Ces mesures consistent :

1° A établir dans les égouts collecteurs un certain nombre de bassins à sable, de telle sorte que les bateaux ou wagons-vannes assurent l'enlèvement des matières dans un délai de 24 heures ;

2° A placer des récipients mobiles au-dessous des bouches d'égout des voies empierrées ou autres déversant dans les égouts des sables, des fumiers ou autres corps lourds ;

3° A installer dans un certain nombre d'égouts ordinaires et à des distances maxima de 250 mètres, des réservoirs contenant 10 mètres cubes d'eau pure, de manière à produire des chasses puissantes pouvant balayer, avec l'aide des égoutiers, les dépôts de matières formées sur le radier ;

4° A établir au débouché du collecteur d'Asnières des portes de flot et des barrages mobiles pour empêcher le reflux des eaux de la Seine en temps de crue et à relever, au moyen des machines de Clichy, les eaux du collecteur pour les rejeter dans la rivière ;

5° A compléter le réseau des égouts collecteurs et à opérer la transformation des anciens égouts qui n'ont pas les dimensions nécessaires.

L'application qui vient d'être faite, à titre d'essai, de quelques-unes de ces mesures, notamment des récipients mobiles et des réservoirs d'eau, a donné d'excellents résultats.

Nous ajouterons que la substitution progressive du pavage en bois à l'empierrement des chaussées contribuera à diminuer la quantité de sable qui forme des dépôts encombrants dans les égouts.

En résumé, l'ensemble **du** réseau des égouts parisiens constitue, dans son état actuel, une des œuvres les plus remarquables de notre époque et qui n'a été ni surpassée ni même égalée dans aucune ville de l'étranger. Une population d'ouvriers y passe une partie de la journée, occupée aux travaux d'entretien de ces galeries et des ouvrages accessoires qu'elles renferment, sans que leur santé en soit altérée, et les nombreux visiteurs qui parcourent les collecteurs, à certaines époques de l'année, attestent hautement la parfaite salubrité des égouts de la ville de Paris.

Les améliorations qui vont être apportées à l'ensemble du réseau feront successivement disparaître les défectuosités signalées et compléteront définitivement l'œuvre admirable de M. Belgrand.

VI.

ASSAINISSEMENT DE LA SEINE. — ÉPURATION ET UTILISATION DES EAUX D'ÉGOUT. — RÉFORME DU SYSTÈME DE VIDANGE.

Ainsi que nous l'avons vu, la presque totalité des eaux impures de Paris se déverse par les trois grands collecteurs dans la Seine, mais en dehors de la capitale, à Asnières et à Saint-Denis. La quantité de ces eaux peut être évaluée à 364,000 mètres cubes par jour, dont 320,000 mètres cubes à Asnières, et 44,000 mètres cubes à Saint-Denis, représentant un ensemble de 133 millions de mètres cubes par année.

L'écoulement des eaux d'égout dans la Seine, déjà souillée par la projection des résidus de diverses usines, présente de grands inconvénients qui ont soulevé les protestations légitimes des riverains. En effet, d'une part, les matières solides contenues dans ces eaux, forment au débouché des collecteurs, des dépôts de sable et de boues qui gênent la navigation et répandent des émanations fétides, surtout pendant les chaleurs et au moment des basses eaux. D'autre part, les matières organiques des eaux d'égout altèrent la rivière à un tel point que, sur la rive droite, depuis Asnières jusqu'à l'extrémité de l'île Saint-Denis, l'eau est absolument impropre à n'importe quel usage domestique et que les poissons ne peuvent y vivre, ni la végétation aquatique s'y développer. Ce n'est que dans la partie comprise entre Argenteuil et Marly que l'eau de la Seine commence à se régénérer sous l'influence de l'air, et c'est seulement à Mantes, c'est-à-dire après un parcours de 150 kilomètres, qu'elle reprend à peu près sa limpidité. Enfin, nous ajouterons que les principes fertilisants contenus dans les eaux d'égout se trouvent ainsi perdus pour l'agriculture.

En réalité, la ville de Paris s'est débarrassée de ses impuretés, mais au détriment de ses voisins.

Saisi des plaintes des riverains et des vœux du conseil général de Seine-et-Oise, le Gouvernement chargea successivement plusieurs commissions du soin d'examiner la question et d'indiquer les moyens de la résoudre.

De son côté, l'administration municipale n'avait pas attendu les réclamations et les avertissements pour étudier et prendre les mesures destinées à faire disparaître autant que possible le mal dont elle était en grande partie responsable.

C'est ainsi qu'elle faisait et fait encore opérer des dragages à l'effet d'enlever les atterrissements au fur et à mesure qu'ils se forment au débouché des collecteurs et sur les bords de la rivière. Mais ces dragages, qui ne débarrassent la Seine que des matières les plus lourdes et sur des espaces restreints, ne constituent qu'un palliatif tout à fait insuffisant. Cette opération, fort coûteuse d'ailleurs, est inscrite annuellement aux budgets de la ville et de l'État pour une somme totale de 180,000 fr.

En même temps, M. Mille, alors ingénieur en chef des ponts et chaussées, commençait, en 1867, des essais d'*épuration* et d'*utilisation* des eaux d'égout, conformément au projet qu'il avait soumis à l'administration.

Avant d'aborder l'examen du système adopté pour remédier à l'état d'infection de la Seine, nous allons résumer les avis des diverses commissions qui se sont occupées de cette importante question :

1° A la suite de conférences qui avaient eu lieu en 1869 entre les ingénieurs de la navigation et ceux du service municipal, le ministre des travaux publics, sur l'avis conforme du conseil général des ponts et chaussées, invitait le préfet de la Seine, par une lettre du 30 juillet 1870, à faire opérer des dragages plus fréquents et plus complets au débouché des collecteurs et en même temps à continuer les expériences faites au point de vue de l'épuration des eaux d'égout et de leur utilisation agricole ;

2° Au mois d'octobre 1874, le conseil d'hygiène publique et de salubrité du département de la Seine émettait le vœu, sur le rapport de M. Boudet, qu'en présence de l'altération réelle des eaux de la Seine par les égouts, M. le préfet de police voulût bien insister auprès de l'administration municipale pour que les études, les recherches et les travaux destinés à résoudre l'important problème de l'assainissement de la Seine (épuration des eaux d'égout par le sol) fussent poursuivis avec la plus grande activité ;

3° Les plaintes relatives à l'état d'infection de la Seine s'accentuant chaque jour davantage, une commission spéciale était nommée, en 1874, par le ministre des travaux publics pour proposer les mesures à prendre en vue de remédier à cette situation. Dans son rapport, cette commission, après avoir rappelé les anciens règlements des 20 février 1773 et 24 juin 1777, qui interdisent de jeter dans la Seine des liquides ou immondices susceptibles de rendre les eaux insalubres, déclarait que le moyen le plus efficace, le plus économique et le plus pratique pour remédier à l'infection de la Seine par les eaux d'égout, était celui qui consistait dans l'emploi de ces eaux à l'irrigation des cultures et dans leur traitement par infiltration à travers un sol suffisamment perméable. Elle concluait en invitant l'administration, d'une part, à poursuivre l'enlèvement par voie de dragage, des dépôts formés dans la rivière par les déjections des égouts, et, d'autre part, à prendre immédiatement les moyens nécessaires pour épurer et irriguer la totalité des eaux d'égout.

Les conclusions de ce rapport étaient adoptées par le conseil général des ponts et chaussées et approuvées par le ministre le 24 juillet 1875 ;

4° En 1876, la commission d'enquête sur l'avant-projet d'un canal d'irrigation des eaux d'égout entre Clichy et la forêt Saint-Germain, émettait l'avis que l'épuration des eaux d'égout par le sol était le seul procédé connu donnant des résultats satisfaisants. Nous signalerons ici que, dans une des séances de cette commission, le vice-président de la Société d'horticulture de France, M. Joly, demandait que l'on utilisât immédiatement au profit de la culture toutes les déjections à l'état frais, en supprimant les fosses d'aisances et les dépotoirs. « La végétation est indispensable pour assainir, disait M. Joly. Les matières qui se décomposent doivent fatalement y faire retour, et c'est par une circulation continue de tous les résidus des grandes villes qu'il est possible de résoudre au profit de l'intérêt de tous un problème qui sans cela est une menace permanente. »

Nous ajouterons que la commission d'enquête appuyait de ses vœux la substitution des tinettes-filtres ou des tuyaux de chute des cabinets d'aisances débouchant directement dans les égouts au sytème « barbare » des fosses d'aisances, en déclarant qu'elle avait trouvé dans l'emploi agricole des matières de vidange le même avantage qu'elle avait déjà reconnu pour les eaux d'égout ;

5° La commission supérieure pour l'aménagement des eaux en France, adoptait, le 7 août 1879, les résolutions suivantes : 1° les produits des fosses d'aisances peuvent être déversés directement dans les égouts, à la condition que les eaux de ces égouts ne seront écoulées dans les cours d'eau qu'après avoir été épurées ; 2° l'emploi des eaux d'égout pour l'arrosage des terres constituant parmi les procédés consacrés par l'usage celui qui a donné les meilleurs résultats pour l'épuration de ces eaux et pour l'utilisation des matières fertilisantes qu'elles contiennent, les projets relatifs à ce mode d'épuration pourront être l'objet de déclarations d'utilité publique autorisant les communes à exproprier les surfaces nécessaires à la purification de ces eaux ;

6° Dans sa séance du 23 juin 1880, le conseil municipal de Paris adoptait le programme d'assainissement suivant : 1° suppression des fosses d'aisances ; 2° écoulement direct des déjections à l'égout ; 3° épuration de la totalité des eaux d'égout par le sol et utilisation de ces eaux au profit de l'agriculture, non seulement à Gennevilliers, mais aussi dans la partie basse de la forêt de Saint-Germain et sur d'autres emplacements situés dans la vallée de la Seine. La partie de ce programme, relative à l'épuration des eaux d'égout sur les terrains domaniaux de Saint-Germain, était adoptée par le ministre des travaux publics, à la date du 25 février 1881, conformément à l'avis du conseil général des ponts et chaussées, mais sous réserve de toute décision jusqu'à plus ample informé en ce qui concerne l'écoulement des matières fécales à l'égout ;

7° A peu près à la même époque, au mois de septembre 1880, le ministre de l'agriculture et du commerce nommait une commission, composée de membres du comité consultatif d'hygiène publique de France et du comité consultatif des arts et manufactures, afin de lui donner un avis sur le projet consistant à envoyer les eaux d'égout pour les épurer, dans la presqu'île de Saint-Germain. Cette commission, qui avait été formée au moment où une campagne s'ouvrait dans la presse et dans le public contre ce que l'on appelait *les odeurs de Paris*, formula les conclusions suivantes, à la date du mois de juin 1881 : 1° Il y a lieu de remédier dans le plus bref délai possible à l'infection produite par le déversement dans la Seine des eaux des égouts de Paris ; 2° le système d'épuration des eaux d'égout par le sol est jusqu'à présent le seul dont l'efficacité ait été démontrée par les nombreuses et anciennes applications qui en ont été faites et par l'analyse chimique ; 3° les matières excrémentitielles doivent être exclues des égouts de Paris ; sous cette réserve, les eaux de ces égouts doivent être épurées par le sol ; 4° le sol de la presqu'île de Saint-Germain, par sa position relativement au niveau des collecteurs, par sa configuration, son épaisseur et sa nature, se prête parfaitement à l'épuration desdites eaux. Enfin, la commission ministérielle proposait un système de vidange consistant dans l'établissement de réservoirs métalliques recevant les matières fécales et de tuyaux également métalliques et étanches destinés à conduire ces matières en dehors de Paris, par la pression de l'air ou par le vide ;

8° La commission du ministère de l'agriculture et du commerce ayant signalé les égouts comme pouvant être la cause des odeurs dont on s'était plaint à Paris pendant l'été, une commission municipale était invitée à visiter les égouts et à indiquer les mesures qui pourraient être reconnues nécessaires. Dans sa séance du 13 avril 1881, cette commission concluait à l'écoulement à l'égout public, soit de la totalité des produits des cabinets d'aisances, soit des liquides seulement, au moyen d'appareils diviseurs, excepté dans les voies où les fosses sont trop éloignées pour donner aux tuyaux de chute une pente suffisante et où les égouts manquent de pente et sont insuffisamment lavés ;

9° Enfin la commission supérieure de l'assainissement, constituée par le préfet de la Seine le 25 octobre 1882, votait, dans le courant de l'année 1883, un certain nombre de résolutions, comprenant notamment l'épuration par le sol des eaux d'égout, dans leur état actuel, c'est-à-dire contenant une forte proportion de matières excrémentitielles.

Ces résolutions étaient confirmées par le conseil municipal, dans sa séance du 11 avril 1884.

Il ressort de cet exposé que le moyen unanimement proposé pour assurer l'assainissement de la Seine, consiste dans l'épuration des eaux d'égout par le sol, mais en même temps que des objections sont formulées relativement au projet de mélanger les matières fécales aux eaux d'égout.

La voie que l'administration devait suivre résolument, en ce qui concerne les eaux d'égout proprement dites, lui était donc nettement tracée.

Nous allons maintenant indiquer en quoi consiste le mode d'épuration par le sol ainsi que les mesures adoptées à cet effet par la ville de Paris.

Le système de l'épuration des eaux d'égout par le sol repose sur la propriété que possède la terre de purifier complètement les eaux de toute nature qu'elle reçoit dans son sein. Les conditions dans lesquelles s'opère cette épuration ont été mises en lumière par M. Schlœsing, directeur de l'École d'application des manufactures de l'État, dans le remarquable rapport qu'il a rédigé au nom de la commission d'enquête chargée, en 1876, de donner son avis sur le projet d'établissement d'une conduite spéciale pour conduire les eaux d'égout, dans la forêt de Saint-Germain.

Ainsi que l'explique M. Schlœsing, les matières organiques contenues dans les eaux d'égout, que l'on répand sur un sol perméable, cultivé ou non, pénètrent dans la terre et sont brûlées entièrement par la double action de l'oxygène de l'air et des organismes vivants, qui se trouvent dans l'*humus* ou terreau. La combustion est tellement parfaite que le carbone et l'azote organique sont transformés en acide carbonique et en acide nitrique, c'est-à-dire en composés minéraux absolument inoffensifs, et que l'eau d'égout devient une eau complètement pure et salubre. Nous ajouterons que des expériences récentes de

M. Müntz ont démontré l'existence de ces organismes vivants, dont le rôle est de concourir à la destruction des ferments nuisibles à l'humanité.

Il résulte des nombreuses expériences faites tant à l'étranger qu'en France par MM. Frankland, Durand-Claye et Marié-Davy, qu'un sol suffisamment perméable, d'une épaisseur filtrante de 2 mètres environ, peut épurer complétement 50,000 mètres cubes d'eau d'égout au minimum par hectare et par an, à la condition, bien entendu, de prendre certaines précautions, telles que l'entretien et l'aération du sol, la distribution régulière de l'eau, en mêmes quantités et à des intervalles de temps égaux, et l'évacuation par un drainage des eaux épurées. Ce chiffre de 50,000 mètres cubes pourrait même à la rigueur être doublé sans inconvénient.

Opérée dans ces conditions, l'irrigation ne peut jamais présenter de danger, au point de vue de la salubrité, pour le voisinage des terres arrosées. Le sol conservant indéfiniment son pouvoir épurateur, on n'a pas plus à craindre la formation de dépôts de matières putrides sur la surface des champs irrigués qu'on ne redoute la présence du fumier ou des engrais humains sur les terres de nos campagnes, ces détritus étant rapidement oxydés au contact de l'air.

A cette question de l'*épuration* se rattache celle de l'*utilisation* des eaux d'égout.

En effet, les eaux d'égout renferment tous les principes mêmes de l'engrais, c'est-à-dire l'azote, les phosphates, la chaux, etc.; ces matières fertilisantes représentent une valeur annuelle de plus de 15 millions de francs.

On comprend donc l'intérêt qu'il y a à ne pas perdre cette richesse.

D'ailleurs, la loi naturelle veut que les principes fertilisants contenus dans les débris des êtres organisés retournent à la terre d'où ils sont sortis. C'est cette pensée qui a été exprimée avec une haute autorité par M. J.-B. Dumas, dans une lettre adressée à l'Académie des sciences, le 17 février 1872 :

« L'eau des égouts, écrivait M. Dumas, est susceptible d'une application agricole importante, soit comme eau d'irrigation, soit comme engrais. Je verrais donc avec la plus entière satisfaction poursuivre et mener à bien l'utilisation agricole des eaux d'égout ; l'hygiène de la ville, la prospérité des campagnes environnantes, la pureté du fleuve et le respect des droits des riverains y trouveraient un égal profit. Paris recevrait, par son système artériel, les eaux les plus pures du monde ; par son système veineux, il rendrait à la terre tous les éléments de fertilité qu'il en aurait tirés, et au fleuve une eau filtrée, dépouillée de tous principes de corruption. »

Nous retrouvons cette même idée, développée en termes excellents dans le rapport présenté en 1874 par M. Boudet, au nom du conseil d'hygiène publique et de salubrité du département de la Seine :

« Le sol et l'atmosphère entretiennent la végétation à la surface de la terre ; les végétaux entretiennent la vie des hommes et des animaux, qui doivent rendre au sol et à l'atmosphère les éléments fertilisants d'une végétation annuelle ; et ainsi se maintient le cycle de la vie.

« Partout où la nature n'est pas entravée, la terre reçoit, absorbe et conserve les déjections de la vie animale et les emploie au profit de la vie végétale ; c'est donc dans le sol, et non dans les plaines et dans les ruisseaux, qu'il faut confiner ces résidus de la vie animale qui, dans les eaux non épurées, deviennent une source de putréfaction aux dépens du sol qui les réclame, tandis que dans le sol ils sont une source de fécondité. »

C'est également par l'irrigation qu'on arrive à utiliser les eaux d'égout. Mais, quelque importante qu'elle soit, la question d'utilisation n'est que secondaire ; elle concerne surtout les cultivateurs qui peuvent employer ces eaux pour fertiliser leurs champs. D'ailleurs l'utilisation agricole exige des surfaces de terrains considérables, elle nécessite d'assez grosses dépenses, elle réclame enfin des conditions particulières d'arrosage, variant suivant les cultures et les saisons, toutes conditions qui ne rentrent pas dans les obligations qui incombent à la ville de Paris.

La question capitale pour l'administration, c'est l'épuration ; c'est la seule dont elle ait la charge. Il lui faut donc avant tout des terrains suffisamment étendus pour assurer l'évacuation complète et en tous temps des eaux d'égout de la ville, sauf à faciliter ensuite à l'agriculture les moyens d'utiliser ces eaux suivant des conditions déterminées.

Le système de l'épuration des eaux d'égout par le sol et de leur utilisation agricole est appliqué depuis longtemps déjà à l'étranger. Il fonctionne à Édimbourg depuis plus d'un siècle et il a été appliqué successivement dans d'autres villes de l'Angleterre, au nombre de 140.

Il est pratiqué également en Italie, à Florence, à Milan, à Novare ; en Allemagne, à Berlin, à Dantzig, à Breslau ; en Espagne, à Valence ; en Belgique, à Bruxelles ; en Suisse, à Lausanne. Ce système fonctionne parfaitement partout où il a été établi ; il a donc pour lui la sanction de l'expérience.

Les essais entrepris par la ville de Paris sur le territoire de la commune de Gennevilliers n'ont fait que confirmer la valeur des résultats obtenus à l'étranger et démontré l'efficacité complète du système.

C'est en 1867, comme nous l'avons dit plus haut, que les premiers essais pour l'épuration des eaux d'égout de Paris ont commencé aux environs de la capitale, à Clichy, sur l'initiative et sous la direction de M. Mille. Continuées, en 1869, sur le territoire de la presqu'île de Gennevilliers, sur un espace de 6 hectares et avec une machine de 40 chevaux, les expériences se sont développées rapidement et toujours avec succès. En 1874, on établissait à Clichy une usine comprenant des machines de 150 chevaux, portées, en 1876, à 400 chevaux et à 1,100 chevaux actuellement, qui renvoient sur les terrains utilisables de Gennevilliers une partie des eaux provenant du collecteur d'Asnières. Ces terrains reçoivent également la totalité des eaux du collecteur de Saint-Denis, par l'action seule de la gravité, et au moyen d'une galerie de dérivation, partant de la porte de La Chapelle.

Depuis la retraite de M. Mille, qui a eu lieu en 1877, les travaux sont dirigés par M. Alfred Durand-Claye, ingénieur en chef des ponts et chaussées, qui s'est fait l'apôtre infatigable de l'épuration et de l'utilisation des eaux d'égout et qui poursuit la réalisation de l'œuvre entreprise avec une intelligence et un dévouement remarquables.

Le sol de la presqu'île de Gennevilliers est éminemment propre à l'épuration. Il se compose de terres arides comprenant du gravier recouvert d'une mince couche de limon, et par conséquent très perméable.

Pour commencer ses essais, la Ville avait acheté un terrain de 6 hectares, qu'elle avait divisé en deux parties. La première partie, comprenant 1 hectare, fut conservée par elle comme jardin d'expérimentation ; la seconde, formant 5 hectares, fut abandonnée aux cultivateurs de bonne volonté qui se présentaient. Les préventions qui s'étaient manifestées au début ne tardèrent pas à se dissiper ; les habitants de Gennevilliers, voyant que les cultures prospéraient, demandèrent à prendre part à la distribution des eaux d'égout. De son côté, la ville de Paris fit exécuter des travaux de canalisation couverte sous les chemins de la commune pour amener les eaux dans les champs ainsi que des travaux de drainage pour empêcher le relèvement de la nappe souterraine et conduire à la Seine les eaux purifiées.

Aujourd'hui, la surface irriguée dépasse 600 hectares environ ; elle est affectée à toutes sortes de cultures, depuis les céréales, les betteraves, la luzerne, jusqu'aux légumes ordinaires, comme les choux, les artichauts, les asperges, les haricots, les pommes de terre, etc., etc. Près de 800 vaches laitières sont nourries avec l'herbe des prairies arrosées par les eaux d'égout. Enfin, des maisons de campagne de la Garenne utilisent ces eaux pour faire pousser les fleurs et les fruits de leurs potagers. La plupart des produits de la culture maraîchère se vendent à des prix fort rémunérateurs aux Halles centrales et dans les marchés des environs, et nous pouvons affirmer que les consommateurs les trouvent excellents.

Les produits de Gennevilliers figurent avec honneur aux expositions spéciales et ils ont valu à leurs propriétaires un certain nombre de récompenses décernées par des juges compétents.

Aussi, la valeur des terrains de cette petite commune a-t-elle augmenté rapidement. Les champs, qui se louaient de 90 à 150 fr. l'hectare avant les irrigations, trouvent maintenant preneur au prix de 500 fr., et l'hectare se vend environ 10,000 fr.

Le chiffre de la population a également suivi une progression ascendante. De 2,186 habitants qu'il était en 1869, il est aujourd'hui de 3,200, dont 1,350 personnes employées à la culture par l'irrigation. Cette augmentation dans le nombre d'habitants est la meilleure preuve de la salubrité de cette commune, dans laquelle d'ailleurs on n'a jamais constaté d'épidémie.

Tel est le résultat obtenu à Gennevilliers, dans un espace de 15 ans, et qui démontre de la façon la plus péremptoire, non seulement l'innocuité du système de l'épuration des eaux d'égout par le sol, mais aussi les grands avantages qui résultent de l'utilisation agricole de ces eaux.

Du reste, chacun peut se rendre compte par soi-même de la vérité de ces faits en allant visiter la plaine de Gennevilliers. On peut parcourir les champs arrosés sans se douter du procédé employé pour l'irrigation ; ce n'est qu'au moment même de l'arrosage que l'odeur fade de l'eau d'égout se fait sentir, et faut-il encore, pour s'en apercevoir, se placer au-dessus même de la bouche de déversement. En terminant leur excursion, les visiteurs peuvent se rendre à l'extrémité du jardin de la ville où se trouve le ruisseau ombragé qui reçoit, pour la conduire à la Seine, l'eau d'égout épurée par suite de sa filtration à travers le sol. Cette eau est tellement limpide et fraîche qu'elle paraît sortir d'une source ; elle est très agréable à boire, aussi beaucoup d'habitants du pays l'emploient-ils à cet usage. Les analyses qui en ont été faites à plusieurs reprises par MM. Marié-Davy et Miquel, de l'Observatoire de Montsouris, constatent que l'azote organique contenu dans cette eau n'atteint pas 1 milligramme par litre, et qu'elle renferme à peine, dans un centimètre cube, une douzaine de microgermes, tandis que l'eau de la Vanne, si renommée pour sa pureté, en renferme jusqu'à 62.

Les dépenses de premier établissement se montent à 4,445,000 fr. et celles d'exploitation et d'entretien à 390,000 fr. par an.

Il résulte donc de l'expérience acquise tant à l'étranger qu'en France, que le meilleur mode d'épuration des eaux d'égout consiste dans l'irrigation du sol.

Mais la ville de Paris doit se débarrasser actuellement de 133 millions de mètres cubes, qui augmenteront certainement avec l'accroissement de sa population et l'adoption de nouvelles mesures, dont nous parlerons plus loin. En calculant à raison de 50,000 mètres cubes par hectare, il faudrait aujourd'hui une surface irrigable de 2,660 hectares pour déverser ces 133 millions de mètres cubes. Or, Gennevilliers ne peut fournir que 600 hectares environ. Il reste donc à trouver un ou plusieurs emplacements d'une superficie de 2,000 hectares, sans parler des terrains nécessaires pour les besoins de l'avenir.

C'est dans ce but que l'administration a fait choix, en 1875, de terrains appartenant à l'État, situés dans la partie basse de la forêt de Saint-Germain, près de la commune d'Achères.

Ces terrains, d'une contenance de 1,100 hectares environ, sont arides, sablonneux et très perméables, offrant par conséquent toutes les conditions désirables pour l'épuration.

Le projet de l'administration, soumis aux enquêtes réglementaires, a rencontré et rencontre encore des oppositions peu justifiées de la part de quelques communes du département de Seine-et-Oise, notamment de la ville de Saint-Germain. Mais à la suite des votes favorables du conseil municipal, en date des 2 mars 1876, 23 juin 1880, 28 juin 1882 et 1er août 1884, ce projet a reçu l'approbation des trois ministres des finances, de l'agriculture et des travaux publics, intéressés dans la question, et il a été déposé sur le bureau de la Chambre des députés, le 19 février 1885, pour recevoir la consécration législative.

Aux termes de ce projet, l'État louerait à la ville de Paris, pour une période de 20 années et moyennant un loyer annuel de 135,000 fr., les terrains domaniaux constituant les fermes de la Garenne et de Fromainville, les tirés et la partie basse de la forêt de Saint-Germain, en vue d'y appliquer le système d'épuration des eaux d'égout de la capitale. À toute époque de la durée de bail, la ville de Paris aurait la faculté de se rendre acquéreur de ces terrains domaniaux, moyennant le prix de 4,500,000 fr.

Les travaux consisteraient dans la construction d'un aqueduc partant de l'usine de Clichy pour aboutir à la partie basse de la forêt de Saint-Germain et conduisant la majeure partie des eaux d'égout sur les terrains domaniaux. L'aqueduc serait absolument fermé et souterrain dans tout son parcours d'une étendue de près de 15 kilomètres ; cette conduite se développerait dans la plaine de Colombes, traverserait la Seine en siphon à la hauteur de l'île Marante, passerait ensuite sur les territoires de Bezons, Houilles, Sartrouville, franchirait encore une fois la Seine en siphon à l'extrémité du parc de Maisons, et pénétrerait ensuite dans la forêt de Saint-Germain, à la hauteur de l'étoile d'Herblay. La dépense est évaluée à la somme de 9 millions de francs.

Le rapport de la commission parlementaire, rédigé par M. Bourneville, a été déposé dans la séance du 25 juillet 1885 ; il conclut à l'adoption du projet de l'administration, sous réserve de quelques modifications de peu d'importance.

Nous avons dit que la désignation des terrains domaniaux de Saint-Germain, pour recevoir une partie des eaux d'égout de Paris, soulevait les plus vives réclamations de la part de la municipalité de Saint-Germain, qui craint que le champ d'épuration ne devienne un jour un vaste dépotoir, un marais pestilentiel, apportant les germes de toutes les maladies contagieuses.

Ces craintes ne reposent sur aucun fondement. L'expérience si concluante de Gennevilliers, ainsi que la pratique séculaire de l'étranger, démontrent que l'irrigation par les eaux d'égout, loin d'être une cause d'insalubrité et de danger pour le voisinage, serait plutôt le meilleur moyen d'arrêter le développement des maladies contagieuses, puisqu'elle détruit complètement par l'oxydation dans le sol les germes de ces maladies. Les habitants des localités voisines des terres irriguées n'ont pas davantage à redouter l'odeur des eaux répandues, en raison de la distance qui les sépare du champ d'épuration, soit 8 kilomètres pour Saint-Germain et 2 kilomètres pour Maisons-Laffitte. Enfin, la transformation en prairies luxuriantes des terres arides et sablonneuses de cette partie de la forêt ne pourra que contribuer à son embellissement.

Comme on le voit, les terrains domaniaux d'Achères seraient entièrement consacrés à l'épuration des eaux d'égout. Mais déjà beaucoup de cultivateurs qui se trouvent sur le parcours de l'aqueduc demandent à profiter de ces eaux pour fertiliser leurs champs, de telle sorte que la ville n'aura à déverser sur les terrains d'Achères que le volume d'eau qui n'aura pas été utilisé pour la culture.

Enfin, l'administration s'est rendue locataire de terrains appartenant à l'Assistance publique sur le territoire de la commune de Créteil pour y conduire au besoin une partie des eaux d'égout de Paris provenant des quartiers de Bercy et de la Gare, ainsi que les eaux impures du département de la Seine en amont de la capitale. L'adoption de ce projet, qui est en ce moment soumis à l'examen du conseil général, réalisera d'une façon définitive l'assainissement de la Seine dans toute l'étendue du département.

Restreint aux eaux d'égout ordinaires, le système de l'épuration par le sol n'a pas rencontré de sérieuses objections. Mais il n'en a pas été de même en ce qui concerne le projet de l'administration municipale tendant à mélanger les matières fécales aux eaux d'égout.

Nous avons vu que le conseil général des ponts et chaussées faisait ses réserves et que la commission du ministère de l'agriculture et du commerce de 1880 déclarait qu'il y avait lieu de s'opposer à ce mélange, dans l'intérêt de la santé publique.

Au fond, la question n'est autre que celle du mode d'évacuation des vidanges des fosses d'aisances, l'un des objets les plus importants de la salubrité.

Avant d'indiquer le système proposé par l'administration et d'examiner la valeur des objections qui ont été formulées, nous allons exposer les différents procédés employés à Paris pour recevoir les déjections humaines.

Ces procédés sont au nombre de trois :

1° Les *fosses fixes ;*

2° Les *tonneaux mobiles ;*

3° Les *tinettes filtrantes.*

Les *fosses fixes* sont des cavités, construites en maçonnerie sous le sol des caves des maisons, et qui reçoivent les matières par des tuyaux partant des cabinets d'aisances. Ces fosses sont en communication avec l'air extérieur par un tuyau de ventilation, dit tuyau d'évent, s'élevant jusqu'au comble des maisons voisines.

Les *tonneaux mobiles* sont, comme leur nom l'indique, des tonneaux en bois ou en métal que l'on place sous les tuyaux de chute des cabinets d'aisances, dans des caveaux ou des réduits qui doivent être ventilés.

Les *tinettes filtrantes* sont des appareils en tôle placés sous les tuyaux de chute et munis de trous qui ont pour effet de séparer les liquides des matières solides provenant des cabinets. Les matières solides restent, théoriquement du moins, dans les récipients, tandis que les liquides s'écoulent par les orifices jusqu'à l'égout public, à l'aide d'un branchement particulier. Les tinettes filtrantes, connues aussi sous le nom *d'appareils diviseurs,* sont autorisées depuis l'arrêté préfectoral du 2 juillet 1867, sous la double condition de prendre dans la maison desservie un abonnement aux eaux de la ville et de payer une redevance annuelle de 30 fr. par tuyau de chute.

A Paris, on compte actuellement : 65,500 fosses fixes, 14,200 tonneaux mobiles et 29,000 tinettes filtrantes.

Les tonneaux mobiles et les tinettes filtrantes sont enlevés lorsqu'ils sont pleins et remplacés immédiatement par d'autres appareils vides.

La vidange des fosses fixes s'effectue sur place, soit à l'aide de pompes à bras aspirantes et foulantes qui introduisent les matières dans des tonnes spéciales, soit au moyen de tonnes en métal, dans lesquelles le vide a été fait préalablement, et où les matières se précipitent par l'action de la pression atmosphérique.

Les matières ainsi extraites sont transportées dans des dépotoirs et dans des usines, pour être converties en poudrette et en sulfate d'ammoniaque.

Les inconvénients du système des fosses d'aisances et de la vidange de ces fosses sont considérables. Nous allons les énumérer succinctement :

1° Avec les fosses fixes, les maisons de Paris conservent dans leur sous-sol des réceptacles d'immondices dont les exhalaisons fétides se répandent par le tuyau d'évent, soit à l'extérieur, soit dans l'intérieur même des habitations. En effet, lorsque ce tuyau d'évent fonctionne convenablement, le courant ascendant entraine dans l'atmosphère les gaz de la fosse qui viennent infecter les maisons voisines situées à un niveau plus élevé. Lorsqu'au contraire l'air extérieur a une température supérieure à celle de la fosse, le courant descendant refoule les gaz méphitiques dans les cabinets d'aisances et de là dans les logements ;

2° L'étanchéité des fosses étant plus ou moins parfaite, les matières se perdent dans le sol par infiltration et vont contaminer l'eau des puits dont on se sert pour les usages domestiques ;

3° La vidange des fosses fixes est une cause d'encombrement de la voie publique et de tapages assourdissants. Quels que soient les perfectionnements apportés au mode de vidange actuel par la vapeur, des odeurs nauséabondes empestent souvent tout un quartier au moment de l'opération.

Les tonneaux mobiles ne sont pas préférables aux fosses fixes. Les matières débordent fréquemment des tonneaux, souillent les caveaux, et répandent dans toute la maison des émanations repoussantes.

Comme les tonneaux mobiles, les tinettes filtrantes, lorsqu'elles sont mal disposées, débordent également. Elles ont, il est vrai, l'avantage d'écouler à l'égout tous les liquides, mais elles présentent l'inconvénient de retarder l'écoulement des matières.

Les usines de vidange constituent une ceinture d'infection autour de Paris, et lui envoient, ainsi que chacun peut le constater, des odeurs fort désagréables.

Mais ce qui est plus grave encore que tous les nombreux inconvénients que nous venons d'énumérer, c'est l'impossibilité d'assainir les
cabinets d'aisances et par suite la maison avec le système des fosses
fixes ou mobiles. En effet, la vidange des fosses coûtant de 6 à 8 fr.
par mètre cube de matières, le propriétaire ne met pas d'eau à la disposition de ses locataires pour assurer le nettoyage des cabinets, afin
d'éviter le remplissage des fosses et par suite des vidanges trop fréquentes. Il en résulte que ces cabinets d'aisances sont toujours mal tenus, surtout dans les maisons occupées par la classe ouvrière. L'état
de malpropreté des cabinets à usage commun, et dont personne n'a la
responsabilité, dépasse tout ce que l'on peut imaginer. Les matières
s'accumulent sur le siège, débordent sur le sol, au pied même de la
porte d'entrée du réduit, s'écoulent au dehors jusque dans les escaliers
et constituent ainsi de véritables foyers d'infection pour toute la
maison.

C'est surtout dans le but d'arriver à faire cesser ces graves inconvénients, qui peuvent occasionner des dangers pour la santé publique,
que le préfet de la Seine a institué, le 25 octobre 1882, la grande commission de l'assainissement de Paris, composée de médecins, d'ingénieurs et d'architectes, offrant toute garantie de compétence en matière d'hygiène.

Cette commission avait pour mission :

1° De rechercher, au moyen des expériences faites et des documents
qui lui seraient fournis, le meilleur procédé à employer pour substituer au système actuel de vidanges le mode d'évacuation des matières
fécales le plus conforme aux lois de l'hygiène ;

2° D'indiquer les modifications à apporter, au point de vue de la
salubrité, dans les procédés employés pour la construction et le curage
des égouts et pour l'enlèvement des détritus de toute nature, déversés
sur la voie publique.

Après un examen approfondi des diverses questions contenues dans
ce programme, examen qui a donné lieu à des travaux considérables
(dont le résultat est consigné dans de nombreux procès-verbaux et rapports) ainsi qu'à des voyages d'études à Londres, à Bruxelles, à Amsterdam, la commission supérieure de l'assainissement a voté, dans le
courant de l'année 1883, une série de résolutions s'appliquant aux

cabinets d'aisances, au mode d'évacuation des matières fécales, des eaux pluviales et ménagères, à l'amélioration de l'état des égouts et à l'épuration des eaux impures par le sol.

Ces résolutions, adoptées en principe par le conseil municipal dans sa séance du 11 avril 1884, comprennent un ensemble de mesures, dont les unes doivent être exécutées par la ville de Paris et dont les autres sont à la charge des propriétaires dans l'intérêt de l'assainissement des maisons.

Ces dernières mesures ont été soumises, sous la forme d'un projet de règlement et d'un projet de loi, à une enquête publique qui a été ouverte dans les vingt mairies de Paris, pendant une durée de 20 jours, à partir du 8 mai 1884.

Sur 5,269 dépositions, 4,846 ont été favorables aux projets de la ville contre 423 seulement défavorables.

Après avoir tenu compte des observations qui lui paraissaient fondées, l'administration a soumis ces projets amendés à un nouvel examen de la commission supérieure de l'assainissement, qui les a adoptés le 26 mars 1885, après leur avoir fait subir quelques modifications.

Ce sont ces résolutions dont nous allons indiquer l'économie générale, en les faisant suivre du texte même du projet de règlement et du projet de loi qui vont être soumis aux délibérations du conseil municipal.

Tout le monde est d'accord aujourd'hui pour reconnaître la nécessité de supprimer les fosses d'aisances ainsi que le mode de vidange qui en est la conséquence et de débarrasser au plus vite la maison des immondices qui la souillent. Tout le monde admet également que l'on se serve des égouts pour assurer le transport de ces déjections. Mais les divergences commencent lorsqu'il s'agit de déterminer les conditions de ce transport. Les matières seront-elles *déversées directement dans les égouts* pour être charriées dans la masse des eaux de ces galeries, ou bien seront-elles simplement *conduites par les égouts* en dehors de la ville au moyen d'une canalisation spéciale ?

La solution de cette question dépend de la décision que l'on prendra au sujet du projet tendant à mélanger les matières fécales aux eaux d'égout ordinaires pour les soumettre, comme celles-ci, au procédé d'épuration par le sol.

Ce projet a donné lieu au sein de la commission de l'assainissement à une vive discussion, brillamment soutenue par des savants, dont le nom fait autorité dans la science, les uns et les autres partisans ou adversaires également convaincus du système proposé.

Nous allons résumer brièvement cette discussion, en indiquant les arguments présentés par les deux partis.

Il est admis aujourd'hui à peu près sans conteste que la plupart des maladies contagieuses, comme le choléra, la fièvre typhoïde, se transmettent par les déjections alvines et que l'agent de transmission est formé par des organismes vivants, corpuscules infiniment petits, auxquels on a donné le nom générique de microbes. En outre, il résulte des récentes découvertes de M. Pasteur que les germes de la bactéridie charbonneuse et du vibrion septique conservent leur activité morbifique pendant un temps considérable, en présence de l'air.

Partant de ce principe de la propagation des maladies contagieuses par des organismes vivants et s'appuyant, en outre, sur les découvertes et sur l'opinion de M. Pasteur, les adversaires du projet, notamment M. le professeur Brouardel et M. Aimé Girard, se sont demandé si les germes morbides des maladies contagieuses de l'homme ne conserveraient pas toute leur vitalité, malgré la double action chimique exercée par les éléments bienfaisants de l'atmosphère et du sol, telle que nous l'avons énoncée plus haut. Tout en reconnaisant que l'on n'avait pas encore trouvé les germes de ces maladies et que, par conséquent, il était impossible de se prononcer sur leur nature et sur leur degré de vitalité, cependant les adversaires du projet ont déclaré que, se trouvant en présence de l'inconnu, ils croyaient devoir repousser le système de l'épandage sur le sol des eaux d'égout mêlées de matières fécales, comme pouvant peut-être occasionner de graves dangers pour la santé publique.

Cette théorie a été vivement combattue par les partisans du projet, à la tête desquels se trouvaient M. Bouley, membre de l'Institut, et le regretté M. Fauvel, inspecteur général des services sanitaires. A l'appui de leur opinion, ces savants ont fait valoir les raisons suivantes :

1° Les découvertes de M. Pasteur s'appliquent à la maladie du charbon, spéciale aux animaux ; elles ne concernent pas les maladies contagieuses de l'homme ; on ne peut donc pas conclure de ses effets chez l'un à ses effets chez les autres ;

2° L'emploi séculaire en agriculture des fumiers et des engrais humains n'a jamais occasionné de maladies épidémiques dans les pays et parmi les populations rurales qui s'en servent;

3° La pratique déjà ancienne du système des irrigations par les eaux d'égout mélangées de matières fécales dans un grand nombre de villes étrangères, en Angleterre, en Allemagne, en Italie et en Espagne, ainsi qu'à Gennevilliers, aux portes de Paris, a démontré l'innocuité complète du procédé d'épuration par le sol ;

4° En admettant même l'hypothèse d'un danger de contagion dans les eaux d'égout ainsi mélangées, il serait encore préférable de concentrer ces eaux souillées sur un espace restreint, approprié à cet effet, dans lequel les germes nocifs pourraient être détruits par l'épuration, plutôt que de les répandre dans la Seine, qu'elles empoisonnent sur un long parcours.

En résumé, disaient les partisans du projet, nos adversaires raisonnent par induction. Ils n'apportent aucun fait probant à l'appui de leur thèse, qui est combattue par les résultats d'une expérience plus que séculaire et qui se développe de jour en jour.

Appelée à donner son avis sur la question, la commisison supérieure de l'assainissement s'est prononcée, à la majorité de 20 voix contre 7, en faveur du projet d'irrigation, dans les termes suivants :

« Les eaux d'égout de la ville de Paris, prises dans leur état actuel, c'est-à-dire contenant une forte proportion de matières excrémentitielles, peuvent être soumises aux procédés d'épuration par le sol, sans danger pour la santé publique. »

Il ne faut pas oublier, en effet, que, depuis longtemps déjà, les eaux d'égout, répandues sur la plaine de Gennevilliers, reçoivent une partie des matières excrémentitielles des maisons de Paris, soit directement par un certain nombre de tuyaux de chute des cabinets d'aisances, soit indirectement par l'intermédiaire des 29,000 tinettes filtrantes actuellement autorisées et qui laissent passer, comme on le sait, la presque totalité des matières qu'elles reçoivent. La quantité de matières ainsi mélangées aux eaux d'égout pouvant être évaluée approximativement au tiers de la production totale, l'application définitive du système d'irrigation ne s'appliquerait plus qu'aux deux tiers restants des matières.

Cette première question étant résolue, il restait à déterminer le procédé qui serait employé pour conduire les matières fécales sur les champs d'épuration. Déverserait-on directement ces matières à l'égout ou bien les transporterait-on à l'aide d'une canalisation spéciale?

De nouveau la lutte a recommencé entre les partisans et les adversaires du système connu sous la dénomination de système du *tout à l'égout*.

Les adversaires du système craignent que le mélange des matières fécales aux eaux d'égout ordinaires n'altère profondément la nature de ces eaux et qu'il n'en résulte de sérieux dangers pour la santé publique, au point de vue de la propagation des maladies contagieuses, qui pourraient se transmettre par l'air servant de véhicule aux germes infectieux contenus dans les eaux d'égout. Ils déclarent ne pouvoir admettre qu'un système qui consisterait à écouler les matières dans une canalisation étanche interceptant toute communication avec l'air extérieur.

Les partisans du système répondent que ces dangers ne sont pas à craindre dans des égouts où la circulation des matières est continue, grâce à une pente suffisante et à un abondant approvisionnement d'eau, et qui sont largement ventilés de manière à permettre à l'oxygène de l'air de brûler rapidement les germes nocifs contenus dans les eaux d'égout. Ils invoquent l'exemple des villes étrangères, Londres, Bruxelles, Francfort, etc., etc., qui pratiquent le *tout à l'égout,* et dans lesquelles la mortalité par la fièvre typhoïde est beaucoup moins considérable qu'à Paris. Il résulte en effet des renseignements statistiques cités par M. le docteur Vallin, professeur d'hygiène à l'école du Val-de-Grâce, dans son intéressant rapport sur la question, que les décès typhoïdes ne sont en moyenne par année que de 2 à 3 par 10,000 habitants à Londres, 2 à Bruxelles et à Francfort, tandis qu'à Paris les décès de cette nature étaient au nombre de 6.14 pendant les années 1875 à 1879 et de 10.1 pendant les années 1880 à 1884. Le savant professeur signale également la marche décroissante qu'a suivie la mortalité typhoïde dans les 28 grandes villes anglaises, comprenant près de 9 millions d'habitants, qui ont appliqué depuis quelques années le système du *tout à l'égout ;* en effet, la mortalité typhoïde, qui était de 9.1 par 10,000 habitants avant l'écoulement à l'égout, n'est plus aujourd'hui que de 2.9 par année.

D'un autre côté, M. Guérard, ingénieur en chef du service spécial maritime, à Marseille, a constaté dans un rapport rédigé à la suite de l'épidémie de choléra de 1884, que dans cette ville le fléau avait sévi avec beaucoup moins d'intensité dans les rues pourvues d'égouts recevant des matières fécales, que dans les voies qui en étaient dépourvues. « Les égouts, dit M. Guérard, paraissent donc avoir eu une influence considérable; ils ont opéré comme un drainage de l'épidémie. »

On peut donc tout au moins conclure de ces faits que l'écoulement des matières excrémentitielles à l'égout n'est pas la cause de la propagation des maladies contagieuses.

Les partisans du système ajoutent que d'ailleurs l'établissement d'une canalisation spéciale pour le transport des matières serait impraticable dans toute l'étendue de Paris, et enfin que ce procédé aurait l'inconvénient de maintenir les usines destinées au traitement des matières, et dont la suppression est réclamée par tous les hygiénistes sans exception.

« Dans le doute abstenez-vous, diront les sages, mais que penserait-on d'un médecin qui, en face d'un malade qui souffre et dont la vie est menacée, déclarerait s'abstenir et attendre qu'on ait découvert un remède supérieur à tous ceux que l'on connaît jusqu'ici, sous le prétexte qu'avec ceux-ci le succès n'est pas absolument certain ? La salubrité de la ville de Paris est compromise par un état de choses dont le danger est manifeste et qui dure depuis trop longtemps ; nous voulons parler des fosses fixes, de l'absence d'eau dans les maisons et de la pollution de la Seine; faut-il se résigner à attendre, pour faire cesser tant de maux, que la science ait découvert un système idéal d'enlèvement des immondices, donnant une sécurité absolue contre tous les dangers que l'imagination peut prévoir [1] ? »

La commission supérieure de l'assainissement n'a pas hésité à adopter le système du tout à l'égout, sous réserve de l'exécution de certaines mesures devant garantir l'intérêt de la salubrité. En conséquence, la commission a admis que l'écoulement total des matières excrémentitielles à l'égout pourrait être autorisé : 1° dans les égouts largement et constamment alimentés en eau courante ne laissant pas s'accumuler de sables et dans lesquels les matières seront entraînées,

---

1. M. Vallin, *Rapport sur l'écoulement des matières de vidange à l'égout.*

sans repos jusqu'au débouché des collecteurs; 2° dans les égouts moins abondamment pourvus d'eau que les précédents, mais ayant la pente et l'eau nécessaires à l'écoulement des matières, et à la condition qu'il soit procédé dans ces égouts à l'exécution de certaines mesures destinées à assurer l'évacuation rapide des matières.

Ces mesures sont celles que nous avons indiquées dans le chapitre relatif aux égouts et qui consistent à établir des bassins à sable, des réservoirs de chasse, des récipients à ordures, à compléter le réseau des collecteurs, etc., etc.

Enfin, la commission a décidé que dans les égouts qui ne rempliraient pas les conditions nécessaires pour assurer le prompt écoulement des matières, les déjections seraient transportées au moyen de tuyaux étanches, placés dans les galeries et prolongés jusqu'aux égouts qui pourraient les recevoir sans inconvénient.

D'après la déclaration de M. l'ingénieur en chef du service des égouts, le système du *tout à l'égout* pourrait être appliqué dans les conditions ci-dessus énoncées à la presque totalité des égouts, représentant 95 p. 100 environ du réseau.

Il ne *resterait* donc qu'une fraction minime du réseau, 5 p. 100, comprenant des égouts d'ancienne construction, dans lesquels on serait obligé d'avoir recours à l'emploi d'un système de canalisation fermée[1].

Après le vote de ces importantes résolutions, dont l'exécution incombe à l'administration, la commission a déterminé les obligations que les particuliers auraient à remplir de leur côté pour se conformer aux mesures destinées à assurer l'évacuation rapide des immondices et la propreté de la maison.

---

1. Déjà l'administration a expérimenté deux systèmes particuliers d'écoulement des matières par une canalisation fermée placée dans les égouts; ce sont les systèmes Berlier et Waring, du nom de leurs inventeurs.

Le système Berlier se compose de tuyaux métalliques de 10 à 15 centimètres de diamètre n'ayant absolument aucune communication avec l'air extérieur. Les matières s'écoulent dans ces conduites tant par l'action de la pesanteur qu'à l'aide du vide opéré par une machine pneumatique et sont ainsi entraînées jusqu'à l'usine spéciale établie sur le territoire de Lavallois-Perret. Ce système est appliqué actuellement sur une étendue de 5 kilomètres et dessert environ 70 chutes provenant de la caserne de la Pépinière, du ministère de la marine et de quelques maisons situées dans le voisinage. Jusqu'à présent, ce système fonctionne convenablement.

Le système Waring, appliqué déjà dans certaines villes d'Amérique, notamment à Memphis, consiste dans des tuyaux de 10 centimètres de diamètre, qui reçoivent les matières fécales et les eaux ménagères, mais à l'exclusion des eaux pluviales

Ces obligations peuvent se résumer de la manière suivante :

Dans toute construction nouvelle, il y aura un cabinet d'aisances par logement ou par série de trois chambres louées séparément, et chaque cabinet sera pourvu de réservoirs permettant de verser dans la cuvette, sous forme de chasse, une quantité d'eau de dix litres au minimum par personne et par jour. En outre, un appareil formant fermeture hydraulique et permanente est exigé au-dessous de chaque siège, afin d'éviter le retour des mauvaises odeurs dans l'habitation. Enfin, les tuyaux d'évent, dont on connaît les inconvénients, sont supprimés, mais les tuyaux de chute sont prolongés jusqu'au faîtage des maisons et librement ouverts à leur partie supérieure, de manière à assurer le renouvellement de l'air.

Les tuyaux d'eaux pluviales et ménagères, pour lesquels on demande également une fermeture hydraulique, et les tuyaux de chute des cabinets d'aisances sont prolongés jusqu'à la conduite générale d'évacuation, qui réunit les eaux impures et les déjections de la maison pour les déverser, soit directement dans l'égout, soit dans une canalisation spéciale, suivant les cas et dans les conditions que nous avons indiqués. Chaque conduite d'évacuation est munie, avant sa sortie de la maison, d'un siphon destiné à assurer l'occlusion hermétique et permanente entre la canalisation intérieure et l'égout public.

Le branchement particulier, au lieu d'être fermé, comme maintenant, à l'aplomb du mur de face de la maison, sera désormais fermé par un mur pignon au droit même de l'égout public, de manière à empêcher les eaux d'égout de refluer dans le branchement et d'y laisser en se retirant des dépôts plus ou moins infects, que le service du curage avait beaucoup de peine à enlever.

---

dont l'irrégularité du débit présenterait des inconvénients. Ces tuyaux aboutissent à des égouts qui ont l'eau et la pente nécessaires pour entraîner rapidement les déjections. Des prises d'air sont pratiquées tant à l'origine des conduites que sur l'étendue de leur parcours, et des réservoirs de chasse sont établis pour activer la circulation des matières. Le système Waring n'est en réalité que le tout à l'égout mitigé. Il n'a encore été essayé que dans les écoles de la rue des Quatre-Fils, de la rue des Hospitalières-Saint-Gervais et au marché des Blancs-Manteaux, et, malgré quelques obstructions momentanées, a fonctionné dans des conditions acceptables.

De son côté, l'administration a fait installer dans les bâtiments de l'Hôtel de Ville, sous la direction de M. l'ingénieur en chef A. Durand-Claye, une canalisation qui se compose de tuyaux en grès de 22 à 30 centimètres de diamètre, recevant, outre les déjections provenant des cabinets d'aisances, les eaux pluviales et de lavage, et les conduisant jusqu'à l'égout collecteur des quais.

L'adoption de ces mesures entraînant la suppression des fosses d'aisances, les propriétaires n'auront plus à supporter les frais de vidange de ces fosses. Par suite, il est de toute justice que la ville perçoive une redevance pour se rémunérer des dépenses que le nouveau mode d'évacuation des matières de vidange va mettre à sa charge. Aussi le projet de loi annexé au projet de règlement dispose que la ville percevra une taxe municipale suivant un tarif fixé par tuyau de chute. En même temps, le projet stipule l'obligation pour les propriétaires de mettre de l'eau potable à la disposition de leurs locataires.

Voici d'ailleurs le texte même du projet de règlement et du projet de loi élaborés par la commission supérieure de l'assainissement.

Projet de règlement relatif à l'assainissement de Paris.

TITRE Ier.

Cabinets d'aisances.

Art. 1er. — Dans toute maison à construire, il devra y avoir un cabinet d'aisances par appartement, par logement ou par série de trois chambres louées séparément. Ce cabinet devra toujours être placé soit dans l'appartement ou logement, soit à proximité du logement ou des chambres desservies et, dans ce dernier cas, fermé à clef.

Dans les magasins, hôtels, théâtres, usines, écoles et établissements analogues, le nombre des cabinets d'aisances sera déterminé par l'administration dans la permission de construire, en prenant pour base le nombre de personnes appelées à faire usage de ces cabinets.

Dans les immeubles indiqués au paragraphe précédent, le propriétaire ou le principal locataire sera responsable de l'entretien en bon état de propreté des cabinets à usage commun.

Art. 2. — Tout cabinet d'aisances devra être muni de réservoirs ou d'appareils branchés sur la canalisation, permettant de fournir dans ce cabinet une quantité d'eau de dix litres, au minimum, par personne et par jour.

Art. 3. — L'eau ainsi livrée dans les cabinets d'aisances devra arriver dans les cuvettes de manière à former une chasse suffisamment vigoureuse. Les appareils qui la distribueront seront examinés et reçus par le service de l'assainissement de Paris, avant la mise en service.

Art. 4. — Toute cuvette de cabinet d'aisances sera munie d'un appareil formant fermeture hydraulique et permanente.

Art. 5. — Les dispositions des articles 2, 3 et 4 qui précèdent seront ap-

plicables aux cabinets des ateliers, des magasins, des bureaux, et, en général, de tous les établissements qui reçoivent une nombreuse population
pendant le jour.

TITRE II.

Eaux ménagères et pluviales.

Art. 6. — Il sera placé une inflexion siphoïde formant fermeture hydraulique à l'origine supérieure de chacun des tuyaux d'eaux ménagères.

Art. 7. — Les tuyaux de descente des eaux pluviales seront munis d'obtu-
rateurs interceptant toute communication directe avec l'atmosphère de l'égout.

Les tuyaux devront être aérés d'une manière continue.

TITRE III.

Tuyaux de chute et conduites d'eaux ménagères et pluviales.

Art. 8. — Les conduites d'eaux ménagères, les conduites d'eaux pluviales
et les tuyaux de chute destinés aux matières de vidange ne pourront avoir
un diamètre inférieur à $0^m,08$, ni supérieur à $0^m,16$.

Art. 9. — Les chutes des cabinets d'aisances avec leurs branchements ne
pourront être placées sous un angle supérieur à 45° avec la verticale.

Chaque tuyau de chute sera prolongé au-dessus du toit jusqu'au faîtage et
librement ouvert à sa partie supérieure.

Art. 10. — La projection des corps solides, débris de cuisine, de vais-
selle, etc., dans les conduites d'eaux ménagères et pluviales, ainsi que dans
les cuvettes des cabinets d'aisances, est formellement interdite.

Art. 11. — Le tracé des tuyaux secondaires partant du pied des tuyaux de
chute et des conduites d'eaux ménagères sera prolongé dans les cours et
caves jusqu'au tuyau général d'évacuation.

Il en sera de même pour les conduites des eaux pluviales si le tuyau d'é-
vacuation peut recevoir ces eaux.

Le tracé de ces tuyaux devra être formé de parties rectilignes. A chaque
changement de direction ou de pente sera ménagé une tubulure ou un re-
gard de visite et d'aération facilement accessible.

TITRE IV.

Évacuation des matières de vidange, des eaux ménagères
et des eaux pluviales.

Art. 12. — L'évacuation des matières de vidange pourra être faite, soit directement à l'égout public, soit dans une canalisation spéciale. Des arrêtés
préfectoraux, pris après avis conforme du conseil municipal, détermineront

les voies dans lesquelles l'un ou l'autre de ces modes d'évacuation pourra être appliqué.

ÉVACUATION DIRECTE A L'ÉGOUT.

Art. 13. — Dans les voies publiques où les tuyaux d'évacuation pourront déboucher directement dans l'égout public, lesdits tuyaux recevront les tuyaux de chute des cabinets d'aisances, ainsi que les conduites d'eaux ménagères et les descentes d'eaux pluviales.

Art. 14. — Lesdits tuyaux d'évacuation auront une pente minima de $0^m,03$ par mètre. Dans les cas exceptionnels où cette pente serait impossible ou difficile à réaliser, l'Administration aura la faculté d'autoriser des pentes plus faibles avec addition de réservoirs de chasse ou autres moyens d'expulsion à établir aux frais et pour le compte des propriétaires.

Art. 15. — Le diamètre des tuyaux d'évacuation sera fixé, sur la proposition des intéressés, en raison de la pente disponible et du cube à évacuer.

Il ne sera, en aucun cas, inférieur à $0^m,16$.

Art. 16. — Chaque tuyau d'évacuation sera muni, avant sa sortie de la maison, d'un siphon dont la plongée ne pourra être inférieure à $0^m,07$, afin d'assurer l'occlusion hermétique et permanente entre la canalisation intérieure et l'égout public.

Les modèles de ces siphons et appareils seront soumis à l'Administration et acceptés par elle. Chaque siphon sera muni d'une tubulure de visite avec fermeture étanche placée en amont de l'inflexion siphoïde.

Art. 17. — Les tuyaux d'évacuation et les siphons seront en grès vernissé intérieurement. Les joints devront être étanches et exécutés avec le plus grand soin, sans bavure, ni saillie intérieure. L'emploi de la fonte pourra être autorisé dans le cas où l'Administration le jugerait acceptable.

Art. 18. — Les tuyaux d'évacuation seront prolongés dans le branchement particulier jusqu'à l'aplomb de l'égout public.

Art. 19. — Dans toute maison à construire, le branchement particulier d'égout devra être mis en communication avec l'intérieur de l'immeuble, et ce branchement devra être fermé par un mur pignon au droit même de l'égout public.

En ce qui concerne les maisons existantes, les propriétaires pourront être autorisés, sur leur demande, à mettre en communication avec l'intérieur de leur immeuble, leur branchement particulier, et à y installer le siphon hydraulique obturateur du conduit d'évacuation, ainsi que le compteur de leur distribution d'eau, sous réserve de l'établissement, au droit même de l'égout, d'un mur pignon fermant ce branchement.

ÉVACUATION PAR CANALISATION SPÉCIALE.

Art. 20. — Dans les voies publiques où les matières de vidange et les eaux ménagères ne pourront pas être évacuées directement à l'égout public, des arrêtés spéciaux pris, après avis du conseil municipal, prescriront les dispositions à adopter.

TITRE V.

Époque de l'exécution des travaux.

Art. 21. — Les dispositions du titre Ier, relatives au nombre des cabinets d'aisances, seront immédiatement applicables, en ce qui concerne les maisons à construire. Elles pourront devenir exigibles dans les maisons déjà construites, si la salubrité le réclame, en exécution des lois et règlements existants ou à intervenir sur les logements insalubres.

Les autres dispositions du titre Ier ne seront appliquées que successivement dans les voies indiquées par les arrêtés préfectoraux dont il est question aux articles 12 et 20.

Art. 22. — Les propriétaires riverains de ces voies auront un délai maximum de trois ans, compté à partir de la publication desdits arrêtés, pour appliquer les dispositions des articles 2, 3 et 4 du titre Ier et pourvoir à l'exécution des prescriptions des titres II, III et IV, relatifs à l'installation des occlusions hydrauliques, et à l'évacuation des vidanges dans les conditions indiquées au présent règlement.

Art. 23. — Les projets d'établissement de canalisations de maisons neuves ou de transformation de canalisations de maisons déjà construites seront soumis, avant exécution, au service de l'assainissement de Paris.

Ils comprendront l'indication détaillée de tous les travaux à exécuter, tant pour la distribution de l'eau alimentaire que pour l'établissement des cabinets d'aisances, et l'évacuation de matières de vidange, eaux ménagères et pluviales.

Vingt jours après le dépôt de ces projets à la préfecture de la Seine, le constructeur pourra commencer les travaux d'après son projet, s'il ne lui a été notifié aucune injonction.

Après approbation de l'administration et exécution, les ouvrages ne pourront être mis en service qu'après leur réception par les agents du service de l'assainissement de Paris assistés de l'architecte voyer, lesquels vérifieront si ces ouvrages sont conformes aux projets approuvés et aux dispositions prescrites par le présent règlement.

TITRE VI.

Redevances.

Art. 24. — Conformément à la loi en date du . . . . les propriétaires paieront pour curage et entretien des égouts ou des conduites spéciales, après suppression des fosses fixes, une taxe de 60 fr. pour chaque tuyau de chute.

Toutefois, lorsque les tuyaux de chute ne desserviront que des logements d'un loyer réel de 500 fr. et au-dessous, satisfaisant à toutes les conditions de salubrité et notamment à celles qui sont prescrites par le présent règlement, il pourra être accordé une remise de 30 fr. par tuyau de chute sur le chiffre de la redevance indiquée ci-dessus.

Lorsque le tuyau de chute desservira à la fois des logements de 500 fr. et au-dessous, établis dans les conditions susindiquées, et des logements d'un prix supérieur, la remise de 30 fr. sera diminuée proportionnellement au rapport de valeur entre les deux catégories de logements ainsi desservis. Toutefois, dans ce dernier cas, la réduction de taxe ne sera accordée que lorsque le montant des loyers des logements de 500 fr. et au-dessous représentera le quart, au moins, du revenu total de l'immeuble.

La taxe de 60 fr. pourra être revisée tous les cinq ans, après délibération du conseil municipal.

TITRE VII.

Dispositions transitoires.

Art. 25. — Il ne sera plus accordé d'autorisation pour écoulement des eaux vannes dans les égouts par l'intermédiaire des tinettes filtrantes, dans les conditions de l'arrêté du 2 juillet 1867, que si le propriétaire dispose sa canalisation et ses appareils de manière à pouvoir effectuer l'écoulement direct et total des matières, soit à l'égout, soit aux tuyaux spéciaux destinés à recevoir les vidanges et les eaux ménagères, dès que l'un ou l'autre de ces modes d'écoulement pourra être pratiqué.

Art. 26. — Dans les immeubles munis actuellement de tinettes filtrantes, il sera fait une révision générale des appareils en service. Les modèles dont les dispositions ne sont pas de nature à garantir une fermeture hermétique et à empêcher tout débordement dans le caveau et qui n'assurent pas un écoulement direct du trop-plein, soit à l'égout, soit à la canalisation publique spéciale, devront être remplacés, aux frais de qui de droit, dans un délai de six mois à partir du jour où le propriétaire sera invité à procéder à ce remplacement.

Art. 27. — Les fosses fixes nouvelles ne pourront être établies que dans les cas à déterminer par l'administration et lorsque l'absence d'égout, les dispositions de l'égout public ou de la canalisation d'eau, ou toute autre cause, ne permettront pas l'écoulement direct des matières de vidange à l'égout ou dans la canalisation publique spéciale.

Art. 28. — Dans toute fosse existante, il devra être établi, après la première vidange, au point bas du radier, au-dessous de l'ouverture d'extraction, une cuvette à parois inclinées d'au moins 0^m,30 de profondeur pour faciliter le rachèvement.

Art. 29. — L'installation et la disposition des fosses fixes, des tinettes filtrantes existant actuellement, des tuyaux de chute et d'évent, etc., etc., restent soumises aux prescriptions des ordonnances, arrêtés et règlements en vigueur, en tout ce à quoi il n'est pas dérogé par le présent règlement.

Projet de loi relatif à l'assainissement de Paris.

Art. 1er. — La ville de Paris est autorisée à percevoir une taxe municipale pour assurer l'évacuation des matières solides et liquides de vidange.

Art. 2. — Cette taxe municipale obligatoire sera établie suivant un tarif fixé par tuyau de chute.

Toutefois, lorsque les tuyaux de chute ne desserviront que des logements d'un loyer réel de 500 fr. et au-dessous, satisfaisant à toutes les conditions de salubrité et, notamment, à celles qui sont prescrites par le présent règlement, il pourra être accordé une remise de moitié par tuyau de chute sur le chiffre de la redevance.

Lorsque le tuyau de chute desservira à la fois des logements de 500 fr. et au-dessous, établis dans les conditions susindiquées, et des logements d'un prix supérieur, la remise de moitié sera diminuée proportionnellement au rapport de valeur entre les deux catégories de logements ainsi desservis.

Toutefois, dans ce dernier cas, la réduction de taxe ne sera accordée que lorsque le montant des loyers des logements de 500 fr. et au-dessous représentera le quart, au moins, du revenu total de l'immeuble.

Ce tarif, délibéré en conseil municipal et approuvé par un décret rendu dans la forme des règlements d'administration publique, sera revisable tous les cinq ans.

Art. 3. — Le recouvrement de cette taxe aura lieu comme en matière de contributions directes.

Art. 4. — Tout propriétaire est tenu d'avoir, à chaque étage, un robinet d'eau potable à la disposition constante des locataires qui n'ont pas d'abonnement d'eau dans leur appartement.

Il est tenu, en outre, de placer dans chaque cabinet d'aisances une distribution d'eau pour le lavage des tuyaux de chute donnant au minimum dix litres d'eau par 24 heures et par habitant faisant usage du cabinet.

L'exécution de ces diverses mesures permettra de résoudre le grave problème de l'assainissement de la Seine et contribuera puissamment à l'amélioration sanitaire de Paris.

VII.

EAU.

L'alimentation en eau d'une immense cité comme Paris est d'une importance capitale, au double point de vue de l'assainissement de la ville et de la santé de ses habitants.

En effet, l'eau est nécessaire, non seulement pour la boisson et les divers usages domestiques et industriels, mais aussi pour les besoins de la salubrité, qui ne peut être assurée que par des lavages fréquents de la maison, de la voie publique et de l'égout.

« La quantité d'eau proportionnelle dont peut disposer chaque habitant d'une cité est en réalité l'indice le plus sûr du degré de salubrité qu'elle présente, dit Tardieu dans son *Dictionnaire d'hygiène publique et de salubrité,* et la première condition hygiénique que doivent rechercher ceux qui sont préposés à la garde de la santé publique, c'est d'assurer à la fois un approvisionnement abondant et un écoulement facile des eaux destinées à l'entretien de la propreté comme aux usages alimentaires, domestiques et industriels. »

Pour satisfaire à ces besoins multiples, l'administration doit donc fournir de l'eau de bonne qualité et en grande quantité ; et même il ne suffit pas que l'eau soit pure pour les usages alimentaires, il faut encore qu'elle soit *potable.*

On entend par eau potable l'eau aérée, limpide, exempte le plus possible de substances organiques et de sulfate de chaux, mais renfermant au contraire une certaine quantité de carbonate de chaux, et présentant une température à peu près constante, variant entre 10 et 12 degrés centigrades.

Le titre hydrotimétrique de l'eau potable, c'est-à-dire la proportion des sels calcaires contenus dans l'eau, ne doit pas, en général, dépasser 21 degrés.

Jusqu'à ces dernières années, les conditions d'une bonne alimentation en eau étaient loin d'être réalisées à Paris.

En 1854, et sans parler des puits dont l'eau est plus ou moins contaminée par les infiltrations de matières fécales ou autres, la ville de Paris ne disposait, par jour, que de 70,000 mètres cubes d'eau, provenant de la Seine et du canal de l'Ourcq, et ne pouvant pas être distribuée à tous les étages des maisons. En outre, les eaux de cette nature sont plus ou moins chargées de matières organiques et offrent des variations de température qui les rendent chaudes en été et froides en hiver. L'eau de l'Ourcq, plus particulièrement, renferme une trop grande quantité de sulfate de chaux.

L'eau de l'Ourcq et l'eau de Seine peuvent être employées sans inconvénient pour les usages industriels et pour les divers besoins de la salubrité, mais l'eau de source seule présente toutes les garanties nécessaires pour les usages alimentaires.

C'est en s'appuyant sur ces données que M. Belgrand fit adopter par le conseil municipal de Paris, dans sa séance du 12 janvier 1855, le principe de la séparation en deux parties du service de la distribution de l'eau dans la capitale, l'une comprenant les eaux de rivière et du canal de l'Ourcq, destinées aux usages industriels et au lavage et à l'arrosage des rues, cours, jardins, écuries et remises, et la seconde comprenant les eaux de source, captées à leur origine, pour être affectées aux usages des appartements et de certains commerces spéciaux, comme les restaurants, cafés, etc., etc.

La réalisation du programme de M. Belgrand, à peu près terminée aujourd'hui, permet d'assurer une distribution journalière de 510,000 mètres cubes d'eau, se décomposant ainsi qu'il suit, au point de vue de la provenance et de la quantité :

1° Canal de l'Ourcq	130,000	mètres cubes
2° Seine	170,000	—
3° Marne	70,000	—
4° Source d'Arcueil	2,000	—
5° Puits artésiens	8,000	—
6° Source de la Dhuis	20,000	—
7° Sources de la Vanne	110,000	—
Total égal. . . .	510,000	mètres cubes

représentant une consommation de 225 litres par tête d'habitant.

Nous allons examiner rapidement les mesures prises par la ville de Paris pour se procurer ces 510,000 mètres cubes d'eau, et pour les répartir ensuite, suivant leur nature, entre les divers arrondissements, de manière à donner satisfaction à tous les intérêts.

La plupart des renseignements qui nous ont guidé dans cette étude ont été puisés dans le remarquable rapport sur les *Eaux de Paris en* 1884, de M. Couche, le savant ingénieur en chef du service, qu'une épouvantable catastrophe vient d'enlever à la ville de Paris [1].

1° *Canal de l'Ourcq.* — Le canal se compose de deux parties, savoir : la rivière d'Ourcq, qui prend sa source dans le département de l'Aisne, à 12 kilomètres de la Fère, au lieu dit « la Fontaine d'Ourcq », et le canal proprement dit, qui commence au barrage de Mareuil pour aboutir au bassin de la Villette, à la cote 52 au-dessus du niveau de la mer ; sa longueur est d'environ 97 kilomètres.

Les travaux de construction du canal de l'Ourcq, commencés en 1802, n'ont été terminés qu'en 1822, après des difficultés de toute nature, et ils ont coûté la somme de près de 27 millions. Le canal est affecté tout à la fois à l'alimentation de Paris et à la navigation.

Pour parer à l'insuffisance du canal de l'Ourcq, surtout pendant les sécheresses, l'administration a augmenté son volume, en élevant dans le canal 80,000 mètres cubes d'eau de la Marne, au moyen des deux usines hydrauliques d'Isles-les-Meldeuses et de Trilbardou. Le débit du canal proprement dit, qui n'est que de 50,000 mètres cubes par jour, au point de vue du service de l'alimentation, se trouve ainsi porté à 130,000 mètres cubes.

L'eau du canal de l'Ourcq, prise en amont du port de la Villette pour éviter les souillures du bassin, alimente la zone inférieure de Paris, située au-dessous de la cote 52, c'est-à-dire les Ier, IIe, IIIe, IVe, VIe et VIIe arrondissements tout entiers, et les parties basses des Ve, VIIIe, IXe, X[e], XIe, XIIe, XIIIe, XVe, XVIe et XVIIe arrondissements.

Les réservoirs, qui servent à emmagasiner l'eau de l'Ourcq pour la répartir ensuite suivant les besoins de la consommation, sont au nombre de 4, savoir :

1° Le réservoir de Monceau, qui reçoit l'eau par une galerie de

---

1. M. Couche est mort le 31 août 1885, aux bains de mer de Gorey (Jersey), en portant secours à son fils, qui lui-même s'est noyé.

4 kilomètres de longueur, connue sous le nom *d'aqueduc de ceinture* et qui s'étend depuis le bassin de la Villette jusqu'à l'extrémité du boulevard des Batignolles ;

2° Le réservoir de la rue des Fossés-Saint-Victor ;

3° Le réservoir de la rue Racine;

4° Le réservoir de la rue de Vaugirard.

Ces trois derniers réservoirs sont alimentés par des conduites greffées sur l'aqueduc de ceinture.

Enfin, l'eau de l'Ourcq, refoulée dans le réservoir spécial des Buttes-Chaumont (cote 96ᵐ,90), dessert le parc des Buttes-Chaumont, le marché aux bestiaux et les abattoirs de la Villette.

2° Seine. — L'eau est puisée en Seine par les sept usines à vapeur de Port-à-l'Anglais, d'Ivry, de Maisons-Alfort, d'Austerlitz, de Chaillot, d'Auteuil et de Saint-Ouen ¹, et renvoyée dans les réservoirs de Villejuif, de Charonne, de Gentilly, du Panthéon, de Passy, Cottin et Saint-Éleuthère, dont le trop-plein est à des niveaux différents, suivant les réservoirs, et variant entre les cotes 66ᵐ,24 et 125ᵐ,30.

L'eau de Seine (170,000 mètres cubes) dessert la zone moyenne de la ville, c'est-à-dire le XIVᵉ arrondissement tout entier, les parties hautes des Vᵉ, VIIIᵉ, Xᵉ, XIᵉ, XIIᵉ, XIIIᵉ, XVᵉ, XVIᵉ et XVIIᵉ arrondissements et une partie de la Butte-Montmartre, concurremment avec l'eau de la Marne.

Bien que l'eau de Seine ne soit affectée en principe qu'aux services public et industriel, elle peut cependant être distribuée pour les usages domestiques, lorsque, par suite d'une circonstance quelconque, le débit des eaux de sources se trouve momentanément insuffisant. Dans ce cas, l'alimentation est assurée par la grande usine d'Ivry, située en amont du confluent de la Marne, et qui, par conséquent, puise l'eau de la Seine dans des conditions passables de pureté. Cette usine, qui refoule l'eau dans le réservoir de Villejuif, peut donner un débit de 86,000 mètres cubes par jour.

3° Marne. — L'eau de la Marne (70,000 mètres cubes) est élevée

---

1. L'eau de Seine, élevée par l'usine de Saint-Ouen, en aval de Paris, va être remplacée, à cause de son impureté, par de l'eau de l'Ourcq, élevée par une usine qui sera établie près du canal Saint-Martin (*délibération du conseil municipal du 24 juin* 1885).

par les deux usines hydraulique et à vapeur de Saint-Maur dans le bassin inférieur du réservoir de Ménilmontant à la cote 100ᵐ.

Elle alimente la zone supérieure de Paris, c'est-à-dire les XVIIᵉ, XVIIIᵉ et XIXᵉ arrondissements, mais avec deux usines de relais, qui envoient l'eau de la Marne dans les bassins inférieurs des réservoirs Saint-Éleuthère (cote 125ᵐ,30) et du Télégraphe (cote 131ᵐ), pour desservir les hauteurs de Montmartre et de Belleville. Comme nous le verrons plus loin, le point extrême de la Butte-Montmartre est desservi par l'eau de la Dhuis, non seulement quant au service privé, mais aussi en ce qui concerne les services public et industriel.

Enfin, l'eau de la Marne alimente également les lacs du bois de Vincennes.

4° Source d'Arcueil. — Les 2,000 mètres cubes provenant de la source d'Arcueil sont amenés à Paris par l'ancien aqueduc de Marie de Médicis et mélangés avec l'eau de Seine dans le réservoir du Panthéon.

5° Puits artésiens. — Les puits artésiens sont actuellement au nombre de deux. Le puits de Passy a été foré en 1861, par un ingénieur saxon, M. Kind. Son débit, qui est de 7,000 mètres cubes par jour, alimente les lacs du bois de Boulogne concurremment avec de l'eau de Seine et de l'eau d'Ourcq. Le puits de Grenelle a été foré en 1857, par M. Mulot. L'eau de ce puits, qui donne un débit de 1,000 mètres cubes seulement par jour, est mélangée avec de l'eau d'Ourcq dans la canalisation générale.

Les travaux de forage de deux autres puits artésiens, celui de la place Hébert (XVIIIᵉ arrondissement) et celui de la Butte-aux-Cailles (XIIIᵉ arrondissement), sont commencés depuis longtemps au milieu des plus grandes difficultés. Le puits artésien de la place Hébert est sur le point d'être terminé.

L'administration espère que le débit de ce dernier puits atteindra jusqu'à 12,000 mètres cubes d'eau, qui pourraient être utilisés pour les usages domestiques.

6° Source de la Dhuis. — La Dhuis est une petite rivière qui prend sa source dans le département de l'Aisne, au lieu dit « le Moulin de la

Source », à 130 kilomètres de Paris et à 128 mètres seulement d'altitude.

Le titre hydrotimétrique de la Dhuis, captée à son origine, est de 23 degrés. Pour lui enlever une partie du carbonate de chaux qu'elle contient en excès, on fait passer l'eau de la source à travers des plaques de tôle perforée, d'où elle tombe sur des amas de meulière, qui la débarrassent de son excédent de calcaire.

L'eau de source est amenée dans des conduites fermées jusqu'à Paris, où elle est reçue dans le bassin supérieur du réservoir de Ménilmontant, à la cote 107^m,95.

La dérivation de la Dhuis comporte 21 siphons, d'une longueur de 17 kilomètres, traversant des vallées dont quelques-unes ont 70 mètres de profondeur, une série de souterrains d'une longueur totale de 12 kilomètres, enfin un aqueduc libre, formé d'un tube en maçonnerie mince de 1^m,40 de diamètre, dans une étendue de 101 kilomètres.

Les travaux de dérivation, commencés en 1863, furent terminés au bout de deux années, et l'eau de la Dhuis était distribuée dans Paris à partir du 1er octobre 1865. La dépense s'est élevée à 18 millions de francs.

Les 20,000 mètres cubes d'eau de la Dhuis servent à alimenter le service privé, c'est-à-dire les usages domestiques des habitants des XVIIe, XVIIIe et XIXe arrondissements, avec deux usines de relais qui refoulent l'eau de source dans les bassins supérieurs des réservoirs de Saint-Éleuthère (cote 130^m) et du Télégraphe (cote 134^m,40) pour desservir les hauteurs de Montmartre et de Belleville. Enfin, la partie extrême du sommet de la Butte-Montmartre est alimentée par une troisième machine de relais, qui renvoie l'eau de la Dhuis dans le réservoir du Château, situé à la cote 135^m,65. Il y a lieu de remarquer ici que pour cet extrême sommet de Montmartre, l'eau de la Dhuis dessert tout à la fois le service public et le service privé.

7° *Sources de la Vanne.* — La rivière de la Vanne prend sa source dans le département de l'Aube, à Fontvannes, à 14 kilomètres de Troyes, et se jette dans l'Yonne, à Sens.

Les sources, captées par la ville de Paris, sont au nombre de 15 et coulent à des niveaux différents. Les sources hautes pénètrent directement dans l'aqueduc de dérivation, tandis que les sources basses sont relevées par des machines dans un collecteur principal de 20 kilomètres de longueur qui les amène dans l'aqueduc de dérivation à l'altitude de 105^m,70. Cet aqueduc, composé de conduites fermées de 1^m,10, 2^m et 2^m,10 de diamètre, a une longueur de 156 kilomètres depuis son origine jusqu'au réservoir de Montrouge, qui reçoit l'eau de la Vanne, à la cote 80^m.

Le titre hydrotimétrique de l'eau des sources varie entre 17 et 20 degrés.

Les travaux de dérivation ont été d'une importance plus considérable que ceux de la Dhuis, en raison surtout du parcours qui est beaucoup plus accidenté. Ils comportent non seulement des souterrains et des siphons, mais aussi des arcades dans une longueur de 14 kilomètres et demi, notamment dans la traversée de la forêt de Fontainebleau et dans la vallée de la Bièvre, à Arcueil. L'emploi des arcades, à la place des siphons, a permis de donner à l'aqueduc libre une pente suffisante pour conduire l'eau jusqu'à Paris.

Commencés en 1867, les travaux de dérivation n'ont été terminés qu'en 1874, et l'eau était distribuée dans Paris au mois d'avril 1875.

La dépense s'est élevée à 40 millions de francs, non compris les travaux du réservoir de Montrouge qui ont coûté 7 millions environ, ainsi que certaines dépenses accessoires qui ont été nécessaires pour améliorer et compléter ce magnifique ouvrage. C'est ainsi que, dans un temps prochain, l'aqueduc de la Vanne recevra un supplément de 20,000 mètres cubes provenant des sources de Cochepies, qui émergent à 10 kilomètres de l'aqueduc, près de Villeneuve-sur-Yonne. On exécute en ce moment les travaux destinés à relever ces eaux de source pour les conduire, par un aqueduc en maçonnerie, dans le grand aqueduc de dérivation.

Enfin, l'administration étudie les mesures à prendre pour conduire également dans l'aqueduc de la Vanne les eaux provenant des sources de Saint-Thomas et de Villemer, situées près de Moret-sur-Loing et dont le débit s'élève à 15,000 mètres cubes par jour.

Dans l'état actuel, les 110,000 mètres cubes fournis par les sources de la Vanne sont distribués dans les arrondissements qui ne sont pas desservis par la Dhuis, c'est-à-dire dans tous les arrondissements de Paris, à l'exception de trois seulement, les XVIIe, XVIIIe et XIXe arrondissements.

Comme on le voit, la ville est divisée, au point de vue de l'alimentation en eaux de rivières et de sources, en plusieurs zones correspondant aux différences d'altitude du sol parisien.

Ces zones sont au nombre de trois pour les eaux de rivière : la zone inférieure desservie par l'eau de l'Ourcq, la zone moyenne par l'eau de la Seine et la zone supérieure par l'eau de la Marne.

Le service des eaux de sources ne comprend que deux zones : la zone inférieure alimentée en eau de la Vanne et la zone supérieure alimentée en eau de la Dhuis.

Mais une spécialisation aussi absolue aurait présenté des inconvénients, attendu que, dans certains cas, des quartiers auraient été favorisés au détriment des autres. Aussi des dispositions ont été prises pour assurer entre tous les arrondissements une répartition équitable. L'augmentation du volume d'eau est obtenue de la manière suivante : 1° pour les quartiers bas, au moyen de robinets de jonction dans la canalisation qui permettent d'envoyer de l'eau des zones supérieures dans les zones inférieures ; 2° pour les quartiers hauts, à l'aide d'une usine établie place de l'Ourcq, qui élève, soit l'eau de la Vanne, soit l'eau de l'Ourcq, pour la refouler dans le réseau de la canalisation de la Dhuis ou de la Marne, suivant les cas.

La distribution des eaux de source et de rivière entre les différents services auxquels elle est affectée, services privé et public, a lieu par une double canalisation, placée autant que possible dans les égouts, de manière à pouvoir être facilement visitée. Le réseau atteint aujourd'hui un développement de près de 2,000 kilomètres, comprenant des conduites dont le diamètre varie depuis $1^{m},30$ jusqu'à $0^{m},10$, suivant le rôle de ces conduites dans la distribution de l'eau. Il y a, sans doute, encore quelques lacunes à combler, mais ces lacunes sont peu importantes et l'on peut dire, d'une manière générale, que la séparation entre les deux services public et privé est aujourd'hui un fait accompli.

La ville de Paris est seule propriétaire des sources et des ouvrages de toute nature exécutés pour dériver, élever et canaliser les eaux. C'est elle qui fait tous les travaux et qui supporte toutes les dépenses relatives à l'alimentation et à la distribution. C'est elle qui est seule juge de la quantité et de la qualité des eaux qu'elle affecte aux usages public et privé. En un mot, elle est maîtresse absolue du service.

La Compagnie connue sous le nom de *Compagnie générale des eaux* n'intervient que comme le régisseur intéressé de la ville et pour le service des concessions particulières seulement ; son rôle consiste à pourvoir au placement de l'eau dans les maisons, à construire les branchements de prise d'eau jusqu'à la façade des immeubles, à conclure les abonnements suivant les conditions et d'après les tarifs arrêtés d'un commun accord avec la ville, et à en percevoir le montant pour le verser intégralement dans la caisse municipale.

Pour rémunérer la Compagnie de ses soins et de ses dépenses, et aussi pour l'indemniser de la privation de certains avantages qui lui appartenaient avant son traité avec l'administration municipale, la ville lui alloue sur le produit des recettes excédant annuellement 3,600,000 fr., des remises réglées ainsi qu'il suit :

De 3,600,000 fr. à 6 millions inclusivement	25 p. 100
Sur les 7°, 8e et 9e millions.	20 p. 100
Sur les 10e et 11e millions	15 p. 100
Sur le 12e million	10 p. 100
Sur les recettes supérieures à 12 millions . .	5 p. 100

Les recettes prévues au budget de l'année 1885 étant de 10,345,000 fr., les remises à payer à la Compagnie des eaux sont évaluées à la somme de 1,401,750 fr.

Le traité qui lie la ville à la Compagnie a été conclu en 1860 pour une durée de 50 années expirant le 1er janvier 1911.

Service privé. — Les eaux de sources pouvant être distribuées, à part quelques rares exceptions, dans tous les quartiers et à tous les étages des maisons de Paris, chaque habitant peut s'en procurer pour sa consommation personnelle, moyennant un abonnement d'un prix peu élevé.

Il en est de même pour les eaux de rivière et du canal de l'Ourcq, affectées plus spécialement aux besoins de l'industrie, au lavage et à l'arrosage des cours et des jardins, au service des écuries et des remises.

Aux termes du traité du 20 mars 1880, exécutoire depuis le 1er janvier 1881, les modes d'abonnement aux eaux de la ville sont au nombre de trois, savoir :

1° L'abonnement *à robinet libre,* en eau de source seulement. Cet abonnement n'est applicable qu'aux rez-de-chaussée et aux étages supérieurs des maisons habitées bourgeoisement et pourvues d'une colonne montante ou de tout autre agencement de distribution intérieure. Cet abonnement, destiné uniquement aux usages domestiques, n'est pas accordé dans les appartements où s'exerce un commerce ou une industrie quelconque.

Le tarif est réglé de la manière suivante :

Un seul robinet établi au-dessus de la pierre d'évier pour un appartement habité par une, deux ou trois personnes : 16 fr. 20 c. par an ; pour chaque personne en plus : 4 fr. par an ;

Pour chaque robinet supplémentaire que l'abonné place dans l'appartement :

Dans les cabinets d'aisances : 4 fr. par an ;
Dans les salles de bains : 12 fr. par an ;
Dans les salles de douches : 9 fr. par an ;
Dans les autres parties du logement : 6 fr. par an.

En outre, les propriétaires qui en font la demande peuvent avoir, aux étages dans lesquels il n'y a pas de logement d'une valeur réelle dépassant 500 fr., un robinet libre à chaque étage du palier posé dans un endroit à leur convenance, mais ne pouvant servir aux usages industriels. Le prix de ce robinet est également de 16 fr. 20 c. par an ;

2° L'abonnement *au compteur.* Dans ce système, l'abonné s'engage pour un minimum de consommation déterminée, sauf à payer tous les suppléments constatés par l'appareil ;

3° L'abonnement *à la jauge,* par écoulement continu et réglé de manière à fournir, en 24 heures, le volume d'eau déterminé par la police d'abonnement. Dans ce mode de livraison, les eaux sont reçues dans un réservoir et déversées par un robinet muni d'un flotteur.

Pour ces deux sortes d'abonnements, jaugés et au compteur, le tarif est le même. Il est fixé conformément aux indications portées au tableau ci-après :

QUANTITÉ DE LA FOURNITURE JOURNALIÈRE.	PRIX PAR AN	
	pour l'eau de l'Ourcq et pour l'eau de rivière sur les voies où l'eau de l'Ourcq ne peut pas être distribuée.	pour les eaux de source et de rivière.
125 litres par jour	»	20^f
250 —	»	40
500 —	»	60
1,000 —	60^f	120
1,500 —	90	180
2,000 —	120	240
2,500 —	150	300
3,000 —	180	360
3,500 —	210	420
4,000 —	240	480
4,500 —	270	540
5,000 —	300	600

Le public a donc la facilité de contracter des abonnements en eau de source pour les usages domestiques, à des conditions fort modérées, soit à robinet libre, soit à la jauge, soit au compteur.

En outre, pour augmenter les facilités déjà accordées aux locataires d'appartements, la Compagnie des eaux est chargée, jusqu'à la fin de l'année 1886, d'établir à ses frais les colonnes montantes dans les maisons, sous la condition qu'il soit souscrit des abonnements de 162 fr. au moins par maison ou de 32 fr. 40 c. par étage, si le nombre des étages est inférieur à cinq. A partir de la colonne montante, les tuyaux destinés à la distribution de l'eau dans les appartements ou sur les paliers sont établis par les propriétaires ou les abonnés et par les entrepreneurs de leur choix. Il peut même être alloué une prime de 30 fr. à chaque abonné nouveau qui prend l'eau, sur les colonnes montantes, dans l'année de leur établissement.

Enfin, depuis le 1er janvier 1884, de nouveaux avantages ont été accordés aux abonnés au compteur, en eaux de source, de rivière ou de l'Ourcq. Ces avantages sont de deux sortes :

1° Les suppléments constatés dans la consommation de l'eau ne sont dus que lorsqu'il en résulte un excédent sur *l'abonnement annuel,* tandis qu'auparavant les suppléments se payaient *par trimestre,* sans que l'abonné pût compenser ses excédents de consommation par les économies qu'il avait pu faire à certains moments de l'année ;

2° Ces suppléments ne sont tarifés qu'au prix uniforme de 12 fr. les 100 litres, même pour les abonnements inférieurs à 500 litres (pour les eaux de source ou de rivière), qui coûtent au principal 16 fr. les 100 litres.

Antérieurement au traité du 20 mars 1880, l'abonnement à robinet libre était la règle, et l'abonnement au compteur l'exception. Il résultait de l'emploi général du robinet libre un tel gaspillage de l'eau, notamment pendant les grandes chaleurs, que l'administration ne pouvait plus satisfaire aux besoins des habitants et de la salubrité, ainsi qu'on a pu le voir pendant l'été de l'année 1881.

La substitution obligatoire du compteur au robinet libre (sauf pour les appartements) a eu pour avantage de forcer le public à payer la totalité de l'eau qu'il utilisait et, par suite, d'en restreindre la consommation dans des limites raisonnables, ce qui a permis à la ville de servir un plus grand nombre d'abonnés.

Aujourd'hui, les trois modes d'abonnement se répartissent de la manière suivante :

1° 2,025 abonnements à robinet libre ;

2° 16,823 abonnements à la jauge ;

3° 36,864 abonnements au compteur.

Cependant, malgré toutes les facilités accordées, tant aux propriétaires qu'aux locataires, pour s'abonner aux eaux de la ville, il existe encore un certain nombre de maisons qui n'ont pas de concessions d'eau dans les cours ou aux étages de l'habitation. Dans ce cas, les habitants peuvent se procurer de l'eau de source, soit gratuitement, en la puisant aux fontaines à repoussoir ou aux fontaines Wallace, établies sur la voie publique, soit à prix d'argent par l'intermédiaire des porteurs d'eau, qui l'achètent aux quelques fontaines marchandes, situées dans les divers arrondissements de la ville.

Service public. — Les services privé et industriel devant d'abord être assurés, sans que l'administration puisse en restreindre la consommation, qui dépend des besoins de la population abonnée, le service public proprement dit ne peut disposer que du volume d'eau qui n'a pas été employé par les habitants. En fait, la part du service public est encore assez considérable pour le rôle qu'il doit remplir.

Le service public a pour objet : le lavage des ruisseaux et des urinoirs ; l'arrosage des rues et des promenades ; l'alimentation des fontaines monumentales, des lacs et des rivières des grandes promenades, l'alimentation des habitants non abonnés et l'extinction des incendies.

Le lavage des ruisseaux s'effectue au moyen de bouches d'eau établies sous les trottoirs, et qui sont au nombre de 6,500 environ, fonctionnant deux heures par jour, dans la matinée et dans l'après-midi, et débitant quotidiennement près de 80,000 mètres cubes. Après avoir nettoyé les ruisseaux, l'eau s'écoule dans les égouts où elle contribue à la circulation des matières.

Les urinoirs, lavés de jour et de nuit par des écoulements continus, nécessitent une consommation de 9,000 mètres cubes d'eau par jour.

L'arrosage des voies publiques et des promenades, à la lance et au tonneau, exige, pendant la saison d'été, près de 32,000 mètres cubes d'eau par jour. L'arrosage à la lance est effectué au moyen de bouches spéciales, au nombre de 4,500, et 240 appareils de grand débit servent au remplissage des tonneaux.

Les fontaines monumentales, qui ornent les places et les jardins de Paris, consomment un volume d'eau assez considérable, variant selon qu'elles marchent tous les jours ou seulement les dimanches et fêtes. Les fontaines qui marchent tous les jours sont presque toutes alimentées en eau d'Ourcq et ont un débit quotidien de 18,700 mètres cubes. Les fontaines qui ne marchent que certains jours de la semaine sont alimentées en eau de Seine, laquelle n'est pas utilisée par l'industrie durant cet espace de temps ; elles débitent environ 15,000 mètres cubes. A elle seule, la fontaine du parc du Trocadéro, dont les cascades produisent de si beaux effets décoratifs, consomme 5,092 mètres cubes pendant les quatre heures de son fonctionnement.

Les lacs et les rivières des bois de Boulogne et de Vincennes demandent par jour un volume d'eau de 30,000 mètres cubes, répartis par moitié entre chacune de ces promenades.

Nous avons vu comment était assurée l'alimentation des habitants non abonnés, au moyen de fontaines de diverses natures, qui débitent près de 7,000 mètres cubes par jour.

Enfin, les bouches de secours contre l'incendie, placées sous les trottoirs, ont un débit très variable, qui a été évalué jusqu'à présent à 4,000 mètres cubes par jour. Ces bouches, dont le nombre, qui est actuellement de 3,000 environ, doit s'élever à plus de 5,000, sont alimentées en eaux de source, en raison de la pression constante de ces eaux, qui permettent de donner des jets assez puissants pour atteindre, sans pompe, les étages les plus élevés des maisons.

Nous ne pouvons mieux terminer cette partie de notre étude qu'en reproduisant les conclusions du rapport de M. Couche sur les *Eaux de Paris en* 1884 :

« En résumé, Paris, sans avoir la quantité d'eau qu'on doit souhaiter pour une grande capitale, à la fois élégante et industrielle, est, quant à présent, la ville d'Europe où le service public de lavage et d'arrosement est le moins incomplet..... Nulle part la poussière et la boue ne sont plus efficacement combattues, les ruisseaux plus régulièrement lavés..... Au point de vue du service privé, Paris, si pauvrement alimenté il y a vingt ans à peine, est maintenant au premier rang par la qualité de l'eau distribuée. S'il n'en est pas de même pour la quantité,.... la faute n'en a pas été jusqu'ici à l'insuffisance de l'alimentation, puisqu'avec un tarif plus modéré que celui de nos voisins (les Anglais), nous avons pu en général faire face à toutes les demandes.... Mais il est certain que l'avenir — un avenir très prochain — aura de tout autres exigences et il faut s'en applaudir... »

C'est dans ce but, pour augmenter le volume d'eau destinée à l'alimentation de Paris, pour arriver à ce résultat si désirable que toutes les maisons, sans exception, soient pourvues d'eau de bonne qualité et en abondance, que la ville de Paris vient d'acquérir, dans le courant du mois de janvier 1885, quatre groupes de sources situées, le premier en Bourgogne, le second en Normandie, le troisième en Brie et le quatrième sur le Loing, donnant ensemble un volume de 300,000 mètres cubes par jour.

La dérivation de ces nouvelles sources jusqu'à Paris permettra de satisfaire à tous les besoins du service privé et de consacrer entièrement les eaux de rivière à l'amélioration du service public.

VIII.

SALUBRITÉ DES CONSTRUCTIONS.

La salubrité d'une ville ne dépend pas seulement de l'application des mesures d'assainissement que nous venons d'indiquer, mais aussi des conditions sanitaires dans lesquelles sont établies les habitations.

C'est, en effet, dans les logements malsains que naissent la plupart du temps ces redoutables épidémies, le choléra, la fièvre typhoïde, la variole, dont les ravages s'étendent sur des quartiers entiers, quand ils n'atteignent pas l'ensemble de la cité.

La réglementation des conditions d'hygiène des habitations est d'autant plus nécessaire à Paris qu'en raison de la densité de la population et de la cherté du prix des terrains, les propriétaires sont souvent portés à sacrifier l'intérêt majeur de la salubrité à leurs intérêts particuliers.

L'intervention de l'administration se manifeste de deux manières :

1° Par voie de réglementation préventive pour les maisons à construire ;

2° Par voie de réglementation et d'injonctions individuelles pour les maisons existantes.

1° *Maisons à construire.* — Les anciens règlements des 10 avril 1783 et 25 août 1784 s'étaient bornés à déterminer la hauteur des bâtiments d'après la largeur des voies publiques et la nature des matériaux employés dans la construction.

Cette prescription était excellente, attendu que la trop grande hauteur des maisons, surtout dans les rues étroites, rend ces voies obscures, humides, malsaines, mais elle était absolument insuffisante au point de vue de la salubrité intérieure des habitations.

Le décret législatif du 26 mars 1852 fit faire un pas en avant, en obligeant les constructeurs à soumettre leurs plans à l'administration avant de commencer leurs travaux, et à se conformer aux prescriptions reconnues nécessaires dans l'intérêt de la sécurité publique et de la salubrité.

Quelque temps après, le décret du 27 juillet 1859, remplaçant les anciens règlements de 1783 et de 1784, maintenait le principe de la fixation de la hauteur des maisons d'après la largeur des voies publiques, limitait à 17^m,55 la hauteur des bâtiments situés en bordure des voies privées et espaces intérieurs de toute nature, et stipulait un minimum de hauteur de 2^m,60 pour les étages des maisons.

Plus tard, le décret du 18 juin 1872 fixa à 40 mètres au moins la surface des cours des maisons élevées à 20 mètres, et à 4 mètres au minimum la surface des courettes de toutes les maisons sans exception, avec interdiction d'établir sur ces courettes des pièces à usage de chambre à coucher, si ce n'est au dernier étage des maisons.

Ces règlements, qui constituaient un grand progrès sur le passé, étaient encore incomplets.

En effet, les décrets des 27 juillet 1859 et 18 juin 1872 ne contenaient aucune disposition relative à la dimension des cours à établir dans les maisons d'une hauteur inférieure à 20 mètres ; ils autorisaient des courettes trop étroites, véritables puits sans jour ni air, pour éclairer les pièces de l'habitation autres que les chambres à coucher et toléraient une hauteur beaucoup trop considérable dans les voies privées de peu de largeur. Cette tolérance était d'autant plus fâcheuse que les voies privées qui renferment souvent de grandes agglomérations d'habitants, constituent, par leur mauvais état d'entretien, des foyers permanents d'infection.

Ces lacunes ont été comblées par le décret du 23 juillet 1884, dont les principales dispositions peuvent se résumer ainsi qu'il suit :

1° La hauteur des maisons, quelle que soit leur situation en bordure, soit des voies publiques, soit des voies privées ou de tous autres espaces intérieurs, est déterminée d'après la largeur de ces voies ou espaces, c'est-à dire 12 mètres, 15 mètres, 18 mètres ou 20 mètres de hauteur dans les voies ou espaces ayant moins de 7^m,80 de largeur, ou de 7^m,80 à 9^m,74 de largeur, ou de 9^m,74 à 20 mètres de largeur, ou enfin 20 mètres de largeur et au-dessus ;

2° Le profil du comble des maisons ne peut dépasser un arc de cercle dont le rayon est égal à la moitié de la largeur des voies ou espaces, sans pouvoir être supérieur à 8^m,50 ;

3° La hauteur des rez-de-chaussée est fixée à 2^m,80 et celle des étages à 2^m,60 au minimum ;

4° Les maisons ne peuvent pas comprendre plus de sept étages ;

5° Les cours intérieures sur lesquelles prennent jour et air des pièces pouvant servir à l'habitation, doivent avoir au moins 30 mètres de surface avec une largeur moyenne de 5 mètres, dans les maisons d'une hauteur inférieure à 18 mètres, et au moins 40 mètres de surface avec la même largeur de 5 mètres dans les bâtiments dépassant 18 mètres de hauteur. Ces dimensions sont portées à 60 mètres de surface et 6 mètres de largeur moyenne, lorsque les ailes des bâtiments dépassent la hauteur de 18 mètres;

6° Les courettes doivent avoir les dimensions minima suivantes : 9 mètres de surface et 1^m,80 de largeur, pour éclairer et aérer les cuisines; 4 mètres de surface et 1^m,60 de largeur pour éclairer et aérer les cabinets d'aisances, les vestibules et les couloirs, et enfin 5 mètres de surface pour éclairer et aérer les pièces destinées à l'habitation qui sont tolérées au dernier étage de la maison;

7° Les cours et courettes, sur lesquelles prennent jour et air les pièces pouvant servir à l'habitation, les cuisines ou les cabinets d'aisances ne peuvent être couvertes par des combles vitrés qu'à la double condition que ces combles vitrés soient munis d'un châssis ventilateur à faces verticales dont le vide aura au moins le tiers de la surface de la cour ou courette et 40 centimètres de hauteur, et qu'il soit établi à la partie inférieure des cours et courettes des orifices prenant l'air dans les sous-sols ou caves et ayant au moins 8 décimètres carrés de surface.

En même temps, l'administration a proposé, sur l'invitation et avec le concours de la commission des logements insalubres de Paris, un projet de réglementation concernant le mode de construction et la salubrité intérieure des maisons.

A la vérité, le décret législatif du 26 mars 1852 donne déjà à l'administration le droit d'intervenir dans les questions de salubrité touchant les constructions, mais d'une manière générale, sans poser aucun principe ni réglementer aucun cas, de telle sorte qu'il en résulte souvent des réclamations de la part des constructeurs, qui se plaignent de l'arbitraire de l'autorité municipale, et aussi des embarras pour l'administration qui ne se croit pas suffisamment armée pour imposer toutes les conditions d'hygiène nécessaires.

L'adoption de ce projet de règlement, qui ne saurait tarder, fera cesser toutes ces difficultés, en déterminant d'une façon précise les obligations imposées aux constructeurs, dans l'intérêt de la salubrité.

Tel qu'il a été élaboré, ce projet indique non seulement les conditions sanitaires dans lesquelles doivent être établies toutes les parties d'un bâtiment au point de vue du mode de construction, depuis sa fondation jusqu'au faîtage, mais aussi les dispositions à prendre pour assurer la salubrité intérieure des bâtiments, notamment en ce qui concerne l'établissement des fosses et des cabinets d'aisances, l'installation des appareils de chauffage et d'éclairage, l'écoulement des eaux pluviales et ménagères, l'approvisionnement d'eau.

En outre, ce projet édicte certaines mesures destinées à maintenir la maison en bon état de propreté, comme le blanchiment périodique des façades des bâtiments donnant sur les cours et les courettes et le renouvellement de la peinture des cabinets d'aisances à usage commun.

Enfin, nous mentionnerons le vœu émis par la commission des logements insalubres et tendant à interdire l'habitation prématurée des maisons récemment construites.

Nous rappellerons, en terminant, que le projet de règlement sur l'assainissement de Paris comprend également un certain nombre de dispositions relatives aux cabinets d'aisances et à l'obligation de l'eau dans les maisons.

2° *Maisons existantes.* — Dans les maisons existantes, l'action de l'administration s'exerce différemment, suivant qu'il s'agit des parties de l'immeuble affectées à usage commun ou de l'intérieur même de l'habitation.

1er *cas.* — *Parties à usage commun de la maison.* — Dans le premier cas, l'administration peut intervenir directement par voie de réglementation générale ou d'injonctions individuelles.

C'est ainsi que l'autorité municipale, s'appuyant sur les dispositions de la loi des 16-24 août 1790, a réglementé :

1° Par l'ordonnance de police du 23 novembre 1853, ce que l'on peut appeler la salubrité extérieure des habitations, c'est-à-dire les dépôts d'immondices dans les cours et les allées, le défaut d'entretien des cabinets d'aisances communs, les tuyaux et cuvettes destinés à l'écoulement des eaux ménagères, etc., etc..... ;

2° Par l'ordonnance de police du 20 juillet 1838, l'établissement et l'entretien des puits et des puisards.

En outre, l'administration est autorisée :

1° Par l'article 193 de la coutume de Paris, confirmé par un arrêt du Parlement de Paris, du 13 septembre 1533, et par l'édit de Francois Ier du mois de novembre 1539, à prescrire la construction de cabinets d'aisances dans les maisons qui en sont dépourvues ou qui n'en ont pas un nombre suffisant ;

2° Par l'ordonnance royale du 24 septembre 1819, à déterminer le mode de construction des fosses d'aisances ;

3° Par le décret-loi du 26 mars 1852, à prescrire le blanchiment, au moins une fois tous les dix ans, des façades extérieures des maisons.

L'application de ces règlements permet d'assurer d'une manière générale la salubrité extérieure des habitations.

Toutefois, la commission des logements insalubres a demandé la révision de l'ordonnance de police du 20 juillet 1838 concernant les puisards et les puits d'absorption, comme ne présentant pas les garanties nécessaires au point de vue de l'hygiène.

Nous allons dire un mot de cette question.

Puisards. — Les puisards sont des réservoirs, construits et voûtés en maçonnerie, qui ont pour objet de recueillir les eaux pluviales, ménagères et industrielles des propriétés, lorsque la disposition des lieux ne permet pas de les envoyer à l'égout.

Les puits *d'absorption* sont des puits ordinaires tubés ou maçonnés, et qui laissent perdre dans une couche de terrain perméable toutes les eaux qu'ils reçoivent du sol.

Les puisards sont de deux sortes : les puisards *absorbants* et les puisards *étanches.*

Les puisards *absorbants* laissent filtrer les liquides dans les terres environnantes, à l'aide de barbacanes ou de tuyaux inclinés, placés à un mètre au moins au-dessus du radier du puisard, pour éviter que ces conduits ne soient obstrués par les dépôts de vase existant dans ces réservoirs. Les puisards absorbants ne doivent recevoir que les eaux inoffensives, comme les eaux pluviales, et en petite quantité.

Les puisards *étanches* conservent les liquides et doivent être vidangés et curés comme les fosses d'aisances. Ils sont destinés à recevoir les eaux malsaines. — Quelquefois des puisards étanches sont établis à côté des puisards absorbants ; dans ce cas, le puisard étanche fait l'office de décanteur, de manière à ne laisser passer dans le puisard absorbant que les eaux clarifiées.

Les puits d'absorption et les puisards absorbants présentent de nombreux inconvénients, attendu que les eaux qu'ils reçoivent, entrant peu à peu en décomposition, ne tardent pas à répandre des odeurs malsaines et à infecter le sol à de grandes profondeurs. Aussi la commission des logements insalubres demande-t-elle que les puisards absorbants et les puits d'absorption ne soient plus autorisés et que les puisards étanches soient seuls tolérés et fermés par des cuvettes à siphon pour empêcher le dégagement des mauvaises odeurs.

Ce vœu de la commission est en ce moment soumis à l'examen de l'administration.

2ᵉ cas. — Intérieur des habitations. — Dans le second cas, lorsqu'il s'agit de l'intérieur même de l'habitation, l'autorité municipale ne peut agir, sauf en temps d'épidémie, que par l'intermédiaire des commissions de logements insalubres.

On sait que ces commissions, dont la création remonte à la loi du 13 avril 1850, ont pour mission de visiter les logements et leurs dépendances signalés comme insalubres, et de soumettre au conseil municipal de la commune intéressée les mesures à prendre pour remédier à l'insalubrité. Ces mesures consistent, soit dans l'exécution des travaux d'assainissement indispensables, soit dans l'interdiction d'habitation des logements qui ne sont pas susceptibles d'être assainis. A l'expiration des délais indiqués par la loi, l'autorité municipale enjoint aux propriétaires des immeubles insalubres d'avoir à se conformer aux prescriptions du conseil municipal, et la peine de l'amende est infligée aux contrevenants, sans que jamais l'administration puisse exécuter d'office les mesures prescrites.

La commission des logements insalubres, qui n'a pas cessé de fonctionner dans la ville de Paris depuis la promulgation de la loi de 1850, a rendu de réels services à la population en obtenant l'amélioration d'un grand nombre d'habitations, dont les dispositions étaient reconnues défectueuses, et il est certain que les résultats auraient été plus considérables avec une meilleure loi.

En effet, la loi du 13 avril 1850 présente certaines lacunes que nous avons indiquées et résumées de la manière suivante dans notre *Étude sur le projet de révision de la loi concernant les logements insalubres* :

1° Caractère facultatif de la loi, qui laisse aux conseils municipaux le soin de créer ou de ne pas créer de commissions de logements insalubres ;

2° Défaut de précision des causes d'insalubrité ;

3° Impossibilité de remédier aux causes d'insalubrité existant, soit dans l'habitation personnelle des propriétaires, soit dans les locaux qui ne servent pas de logements proprement dits, mais dans lesquels l'homme passe la journée et même la nuit pour travailler, comme les bureaux, les ateliers, etc., ou enfin, provenant de l'abus de jouissance des locataires ;

4° Durée trop longue de la procédure, qui ne permet pas, en général, de terminer, avant une période de six mois à un an, les affaires qui ne soulèvent pas de réclamations, et avant un délai de trois à quatre ans, quelquefois même davantage, celles qui sont l'objet de recours contentieux de la part des propriétaires ;

5° Insuffisance des moyens de répression à l'égard des propriétaires récalcitrants, la commune ne pouvant pas obliger ces derniers à faire exécuter les travaux de salubrité prescrits, ou, à leur défaut, les faire exécuter d'office.

De divers côtés, des vœux et des projets tendant à la révision de la loi de 1850 ont été formulés, notamment par la commission des logements insalubres de Paris, et une proposition de loi, déposée le 3 novembre 1881, sur le bureau de la Chambre des députés, a fait l'objet d'un rapport, qui n'a malheureusement pas encore été discuté. Il faut espérer qu'une solution conforme aux intérêts de l'hygiène ne tardera pas à intervenir.

A cette occasion, nous signalerons le mouvement d'opinion qui se produit en ce moment et dont le but serait d'obtenir, non plus seulement la révision de la loi de 1850, mais une réforme complète des services de l'hygiène. Dans ce système, les attributions des commissions de logements insalubres seraient réunies à celles des conseils d'hygiène actuellement existants, mais réorganisés sur de nouvelles bases, avec des pouvoirs plus étendus qu'aujourd'hui, et l'action de ces conseils serait complétée par un service d'inspection, chargé de provoquer et de surveiller l'exécution des mesures de salubrité prescrites.

Cette question a déjà fait l'objet d'études fort intéressantes, parmi lesquelles nous mentionnerons le mémoire de M. Alphand, directeur des travaux de Paris[1], et le projet de loi élaboré par le comité consultatif d'hygiène publique, et dont le rapporteur est M. le docteur A. J. Martin.

Garnis. — Il nous reste à parler des mesures prises pour assurer la salubrité des logements loués en *garni,* qui ne sont, comme on le sait, que des habitations à usage commun pour les personnes qui n'ont pas de demeure particulière.

A côté des hôtels meublés très bien tenus, mais qui ne forment que la minorité, il existe à Paris un grand nombre de garnis, qui ne sont que des taudis infects, dans lesquels vivent entassés, sans souci des règles de l'hygiène, de nombreux ouvriers venus de la province et de l'étranger.

« Ce sont ces ouvriers venus du dehors, disait M. Léon Colin dans une communication faite en 1882 à l'Académie de médecine, débarqués depuis peu, jeunes, mal nourris, logeant dans les garnis les plus insalubres, qui paient le tribut le plus fort à la fièvre typhoïde comme aux autres épidémies, et tous les médecins de Paris ont remarqué le chiffre considérable d'Italiens qu'on voit entrer dans les hôpitaux pour cause de fièvre typhoïde et de variole. »

Bien que soumis légalement à l'action de la commission des logements insalubres, en fait, les garnis échappent à son contrôle, attendu que l'insalubrité de ces bouges provient, la plupart du temps, plutôt du mode d'exercice de l'industrie des logeurs que des dispositions vicieuses de la construction.

D'un autre côté, le caractère spécial des garnis donne à l'administration le droit de réglementer les conditions de tenue de ces établissements, soumis à la surveillance de la police municipale.

Aussi la commission des logements insalubres, préoccupée de cette situation, a élaboré, en 1877, un projet de règlement sur la salubrité des garnis, projet qui est devenu l'ordonnance de police du 7 mai 1878, remplacée aujourd'hui par l'ordonnance plus complète du 25 octobre 1883.

Aux termes de ce règlement, les logements loués en garni doivent remplir certaines conditions de salubrité, relatives notamment au cubage et à la hauteur des chambres, à l'approvisionnement d'eau,

---

1. Voir *Revue générale d'administration* (livraison d'avril 1885).

aux cabinets d'aisances, au maintien en bon état de propreté des divers locaux dépendant de ces établissements, etc., etc.

L'exécution de cette ordonnance, surveillée par un service d'inspecteurs spéciaux, permettra d'obtenir peu à peu l'amélioration des garnis insalubres de Paris.

Toutefois, la réforme aurait été plus complète si, comme le fait remarquer M. le docteur du Mesnil[1], le règlement n'autorisait pas « la location de chambres prenant jour et air sur un vestibule ou sur un corridor éclairé lui-même directement, c'est-à-dire la location pour l'habitation de pièces éclairées en second jour et ne recevant par ce fait qu'un air vicié, une lumière insuffisante ».

IX.

CIMETIÈRES. — DÉPÔTS MORTUAIRES. — CRÉMATION.

I. — Cimetiéres.

Jusqu'au commencement de ce siècle, les inhumations avaient lieu dans l'enceinte même des villes, soit dans les cimetières, soit dans l'intérieur des édifices consacrés au culte.

Les conditions dans lesquelles s'opéraient les inhumations étaient déplorables, notamment à Paris, où des milliers de cadavres étaient entassés dans le cimetière des Innocents, sans aucune précaution, et où les caveaux mal disposés des églises laissaient échapper des gaz méphitiques qui se répandaient dans ces édifices fréquentés par une nombreuse affluence.

Des arrêts du Parlement intervinrent pour obvier à ces inconvénients, mais sans grands résultats.

Ce fut le décret du 23 prairial an XII (12 juin 1804) qui mit fin à cette situation, en interdisant les inhumations dans l'intérieur des villes et des édifices consacrés au culte, et en disposant qu'elles au-

---

1. *Rapport général sur les travaux de la commission des logements insalubres pendant les années 1877 à 1883*, page 51.

raient lieu dans des cimetières situés à 35 ou 40 mètres au moins de distance de l'enceinte des villes.

Le décret du 7 mars 1808 stipula, en outre, qu'il ne pourrait être élevé, sans autorisation, aucune construction ni creusé aucun puits, à moins de 100 mètres des cimetières transférés hors des communes.

Les inhumations doivent avoir lieu dans des fosses séparées ayant au moins 1ᵐ,50 à 2 mètres de profondeur sur 80 centimètres de largeur et pouvant recevoir des corps pendant cinq années. Les fosses doivent être distantes les unes des autres de 30 à 40 centimètres sur les côtés et de 30 à 50 centimètres à la tête et aux pieds. Enfin, des concessions perpétuelles peuvent être accordées dans les cimetières, lorsque l'étendue des terrains le permet.

En exécution du décret de prairial an XII, la ville de Paris établit en dehors de son enceinte les trois grands cimetières du Nord, de l'Est et du Sud, d'une contenance totale de 82 hectares.

Mais la loi d'annexion du 16 juin 1859 avait eu pour conséquence, d'une part, de comprendre ces cimetières dans l'enceinte de la ville agrandie et, d'autre part, d'accroître considérablement la population de Paris.

Il était donc de toute nécessité d'établir de nouveaux lieux de sépulture, placés en dehors de la ville, conformément aux prescriptions du décret du 12 prairial an XII et suffisamment vastes pour satisfaire pendant de longues années aux besoins du service des inhumations.

C'est dans ce but que l'administration municipale fit choix, en 1867, d'un emplacement de 850 hectares, situé sur le territoire des communes de Méry-sur-Oise et de Saint-Ouen-l'Aumône, à 22 kilomètres de Paris.

L'adoption de ce projet aurait eu, entre autres avantages, celui de supprimer le système d'inhumations en tranchées, dites *fosses communes,* dans lesquelles les corps sont placés les uns contre les autres, dans la plus fâcheuse promiscuité, séparés seulement par une mince couche de terre, contrairement aux termes du décret de l'an XII, et, en outre, de remplacer ce mode d'inhumation par des concessions gratuites de dix ans, disposées dans des conditions réglementaires.

Cependant ce projet, tant en raison de l'éloignement du cimetière que du mode de transport des corps par voie ferrée, n'a pas obtenu l'adhésion d'une grande partie de la population parisienne, qui a cru voir dans ce projet une atteinte portée au culte religieux qu'elle professe pour les morts.

Successivement repris et ajourné, le projet de Méry paraît aujourd'hui abandonné. En effet, dans sa séance du 28 juin 1883, le conseil municipal a voté l'établissement de deux grands cimetières autour de Paris, à 1,500 mètres des fortifications, le premier, d'une contenance de 108 hectares, sur le territoire des communes de Pantin et de Bobigny, et le second, d'une superficie de 62 hectares, sur le territoire de la commune de Bagneux. Les terrains nécessaires à l'emplacement de ces cimetières viennent d'être expropriés et les travaux d'appropriation, autorisés par une délibération du conseil municipal du 28 mars 1885, vont très prochainement commencer.

Les cimetières de Pantin et de Bagneux devront, avec les trois grands cimetières de Paris ainsi que les cimetières d'Ivry, de Montmartre-Saint-Ouen, etc., etc., assurer le service des inhumations pendant une durée de 50 années.

La présence dans l'intérieur de Paris des trois grands cimetières du Nord, de l'Est et du Sud, amène l'examen d'une question fort importante, celle de l'insalubrité des lieux de sépulture.

Nous croyons que les idées, qui ont eu cours pendant longtemps, sur les dangers que le voisinage des cimetières présentait pour la santé publique n'ont plus de raison d'être aujourd'hui.

Il résulte des travaux d'une commission dite d'*assainissement des cimetières,* travaux qui ont été consignés dans les remarquables rapports de MM. du Mesnil, Schutzenberger, Carnot et Miquel, que les cimetières de Paris ne présentent aucun danger de contamination du sol, de l'air et des eaux.

En effet, il se produit dans les terrains des cimetières le même phénomène de combustion que celui que nous avons décrit pour les eaux d'égout. De même que les eaux d'égout s'épurent en traversant le sol sur lequel elles sont répandues, de même les matières organiques des corps en décomposition déposés dans le sol des cimetières s'oxydent lentement au contact de l'oxygène de l'air et sous l'influence de certains organismes ou ferments pour se transformer au bout de quelques années (5 ans environ) en composés minéraux absolument inoffensifs. Il suffit, pour obtenir cette combustion, que le sol soit suffisamment perméable, sur une profondeur de 2 mètres environ, ainsi que l'est d'ailleurs le sol des cimetières de Paris et de ceux qui vont être établis à Pantin et à Bagneux.

En outre, les recherches de M. Miquel, de l'Observatoire de Montsouris, ont démontré qu'il n'existait pas plus de germes de moisissures dans l'air des cimetières de Paris que dans l'atmosphère des rues du centre même de la ville.

Enfin, les analyses des eaux provenant, soit des puits des cimetières, soit des puits avoisinants, ont également démontré que ces eaux ne renfermaient aucune trace appréciable de matière organique.

De l'ensemble de ces faits, on peut donc conclure hardiment que le voisinage des cimetières, établis dans de bonnes conditions, ne présente pas de dangers pour la santé publique.

C'est en s'appuyant sur les résultats de ces expériences si concluantes que l'administration a décidé, dans le courant de l'année 1880, que la zone de 100 mètres, dans laquelle il était interdit de bâtir aux abords des cimetières, pouvait être réduite sans inconvénient à 10 mètres seulement.

A la question des cimetières se rattachent deux questions importantes, celle des *dépôts mortuaires* et celle de la *crémation*. Nous allons les examiner rapidement.

II. — Dépôts mortuaires.

D'une manière générale, on appelle *dépôts mortuaires* des locaux spéciaux, destinés à recevoir, dans certains cas, les corps des personnes mortes ou présumées mortes, en attendant l'heure de l'inhumation.

Dans la pratique, l'affectation donnée aux dépôts mortuaires varie suivant les différents buts que l'on veut atteindre et qui sont les suivants : 1° prévenir les inhumations prématurées dans les cas de *dubiæ mortis*, lorsque les signes de la mort ne sont pas suffisamment certains ; 2° empêcher la propagation de la contagion par les cadavres des individus morts de maladies infectieuses ; 3° éviter la promiscuité des morts avec les vivants dans les logements trop exigus des classes pauvres ; 4° permettre la désinfection des vêtements et objets de literie des décédés contagieux.

C'est à Weimar, en 1791, qu'a été établi le premier dépôt mortuaire, uniquement affecté aux cas de mort douteuse. Mais depuis cette époque, des dépôts mortuaires ont été installés dans les principales villes d'Europe, surtout en vue d'isoler, après le décès, les cadavres des individus ayant succombé à des affections contagieuses.

La question n'est venue en France qu'à l'occasion d'un mémoire présenté, en 1879, à la Société de médecine publique et d'hygiène professionnelle, par M. le Dr du Mesnil, dont nous retrouvons le nom dans la plupart des questions qui intéressent la salubrité de la capitale.

Dans ce mémoire, M. du Mesnil réclamait la création à Paris d'un certain nombre de dépôts mortuaires ayant exclusivement le caractère de dépositoires destinés à recevoir jusqu'au moment de l'inhumation les corps des indigents, décédés dans des logements ne comprenant souvent qu'une seule pièce pour toute la famille.

Adoptée le 25 février 1880 par la Société de médecine publique, la proposition de M. du Mesnil était transmise au conseil municipal qui l'accueillait favorablement, mais en lui donnant plus d'extension. A la suite de deux rapports de MM. Lamouroux et Frère et après une discussion approfondie, le conseil municipal votait, le 22 octobre 1883, la création dans le cimetière de l'Est, à titre d'essai, d'un dépôt mortuaire destiné à desservir les XIe et XXe arrondissements et comprenant dix cellules distinctes, avec une salle pour les morts ayant succombé à des affections contagieuses, une autre salle pour les corps dont la mort pourrait laisser des doutes et une étuve de désinfection.

L'exécution complète de ce programme aurait rencontré certaines difficultés, qui ont déterminé l'administration à le modifier.

D'abord, le montant de la dépense était trop élevé dans l'état actuel des finances municipales. En outre, les salles destinées aux cas de mort douteuse et aux contagieux ne semblent pas utiles à Paris où la vérification des décès s'effectue dans des conditions qui offrent toutes garanties et où l'inhumation d'urgence peut être autorisée en cas de nécessité. Enfin, il était à craindre que le transport des décédés contagieux dans le dépôt mortuaire n'empêchât les familles d'y recourir pour les corps des morts non contagieux et ne fît ainsi échouer la mesure.

Dans cette situation, l'administration a restreint le projet à la création d'un simple dépositoire, comme le proposait M. du Mesnil, destiné exclusivement à recevoir les corps des individus morts de maladies non contagieuses, et dans le but d'éloigner les cadavres des logements exigus occupés par les familles pauvres.

Pour ne pas éveiller les susceptibilités de la population, le dépôt mortuaire serait établi, non pas dans un cimetière, mais sur un terrain communal situé rue Bolivar (XIX° arrondissement), à proximité des arrondissements à desservir, de façon à éviter un déplacement onéreux et une perte de temps aux familles. En outre, le transport au dépositoire serait absolument facultatif.

Le bâtiment, construit en forme de rotonde, d'un aspect architectural agréable, comprendrait, outre le logement du gardien, dix cellules complètement isolées les unes des autres, convenablement ventilées et de dimensions suffisantes pour les personnes qui voudraient veiller leurs morts jusqu'au moment de l'inhumation.

La réalisation de ce projet rendra de grands services à la population indigente de Paris et il est à présumer que sa réussite engagera l'administration à établir des installations semblables dans d'autres quartiers de la capitale.

III. — Crémation.

Bien que ne présentant pas de dangers au point de vue de l'hygiène, les cimetières parisiens n'en sont pas moins, pour l'administration, un sujet de graves préoccupations.

Les difficultés que rencontre la ville pour se procurer au milieu des populations agglomérées autour de son enceinte des emplacements assez vastes pour suffire aux inhumations d'une immense cité, l'augmentation toujours croissante du nombre des concessions perpétuelles, qui diminuent la surface des terrains disponibles, la longueur des trajets à parcourir pour accompagner les morts jusqu'à leur demeure dernière, sont pour l'administration la cause de sérieux embarras et de lourdes dépenses.

Aussi le conseil municipal de Paris a-t-il pensé que le meilleur moyen de remédier à cette situation consisterait à remplacer l'inhumation par la crémation, qui a pour effet de brûler complètement les cadavres, en ne laissant que des cendres que l'on peut recueillir dans des urnes de petite dimension.

L'application générale de ce système permettrait de supprimer les cimetières parisiens et d'établir dans l'intérieur même de la ville des monuments, dans lesquels seraient accomplies les opérations de la crémation et qui recevraient en même temps les urnes contenant les cendres des corps incinérés.

Ce mode de destruction des cadavres par la combustion n'est d'ailleurs pas nouveau. Il a été employé autrefois en Grèce et à Rome, et il est encore en usage dans l'Inde. En outre, depuis quelques années, la crémation est pratiquée ou autorisée dans plusieurs villes d'Europe, à Milan et à Lodi, en Italie ; à Gotha, à Breslau et à Dresde, en Allemagne ; à Zurich, en Suisse, ainsi que dans plusieurs États de l'Amérique du Nord.

Mais quels que soient ses avantages, une réforme aussi radicale ne pourrait être rendue obligatoire, du moins quant à présent. On se heurterait à des sentiments respectables, qu'il faut savoir ménager, sous peine de s'exposer à un échec.

C'est en tenant compte de ces sentiments que le conseil municipal a simplement demandé qu'une loi intervînt pour rendre la crémation facultative.

Comme le faisait observer avec juste raison M. Morin, dans son rapport, en date du 8 mai 1879, sur la question de la crémation : « On peut espérer que quand la pratique aura pris quelque extension, les scrupules qui arrêtent actuellement des personnes timides s'évanouiront. On comprendra qu'en incinérant les morts et en conservant leurs restes sous une forme décente, on les honore mieux qu'en condamnant leurs corps à la putréfaction, dont les effets sont tellement hideux, qu'on ne peut y penser sans horreur. »

Deux sortes d'objections ont été formulées contre la crémation, l'une d'ordre judiciaire, l'autre d'ordre religieux.

Au point de vue judiciaire, on craint que la crémation ne fasse disparaître les traces d'un empoisonnement si le corps de la victime était brûlé. L'argument est sérieux, mais on pense y avoir répondu en déclarant qu'au moindre soupçon ou indice quelconque, l'autopsie aurait lieu de droit.

En ce qui concerne les sentiments religieux, il est entendu que la crémation pourrait être accompagnée des cérémonies du culte, dans les mêmes conditions que l'inhumation, et conformément d'ailleurs à ce qui se pratique à Milan, où les ministres du culte, catholique ou protestant, accompagnent sans difficulté les corps jusqu'au monument crématoire.

Cependant les vœux du conseil municipal n'ont pas encore abouti,

le Gouvernement n'ayant pas voulu, jusqu'à présent, prendre la responsabilité de soulever la question devant le Parlement.

Toutefois, une proposition de loi émanant de l'initiative parlementaire et relative à la crémation facultative a été déposée sur le bureau
de la Chambre des députés dans le courant de l'année 1883 ; cette proposition a fait l'objet d'un rapport favorable, qui n'est pas encore venu
en discussion.

D'un autre côté, le ministre du commerce vient d'autoriser, sur
l'avis conforme du conseil d'hygiène de la Seine et du comité consultatif d'hygiène publique de France, l'incinération des débris provenant
des cadavres qui ont servi aux études médicales dans les hôpitaux.

Aussitôt l'administration municipale a pris les dispositions nécessaires
pour profiter de l'autorisation accordée par le ministère. Dans sa
séance du 27 juillet 1885, le conseil municipal a adopté le projet de
construction, dans le cimetière du Père-Lachaise, d'un édifice funéraire,
muni d'un appareil crématoire, destiné à l'incinération des débris
humains provenant des amphithéâtres de dissection. Aux termes de ce
projet, présenté par M. Bartet, ingénieur en chef des ponts et chaussées,
et M. Formigé, architecte de la ville, l'appareil crématoire sera établi
d'après le système Gorini, employé avec succès à Milan et à Rome. Cet
appareil est alimenté par de simples fagots de bois, ne produisant pas
une température de plus de 600 degrés. La combustion du corps est
obtenue, sans dégagement d'aucune odeur, dans un laps de temps de
une heure et demie à deux heures au maximum. La dépense de chaque
crémation sera de 35 fr. environ, comprenant les frais de personnel et
de matériel ainsi que de l'urne en poterie destinée à recevoir les cendres au sortir du foyer.

Ces essais, qui commenceront prochainement, constituent le premier
pas dans la voie de la crémation généralisée, dont l'adoption résoudrait
pour l'avenir la question des cimetières.

X.

ÉTABLISSEMENTS INSALUBRES.

Les industries dont l'exercice peut présenter des dangers pour la santé publique ou des inconvénients pour le voisinage, sont soumises à une réglementation spéciale, déterminée par le décret du 15 octobre 1810, complété par l'ordonnance royale du 14 janvier 1815.

Ces règlements divisent les établissements insalubres en trois classes. La première classe comprend les industries qui doivent être éloignées des habitations ; la seconde, les manufactures et ateliers dont l'éloignement des habitations n'est pas rigoureusement nécessaire, et la troisième les établissements qui peuvent être placés sans inconvénient auprès des habitations, mais qui restent cependant soumis à la surveillance de l'administration.

La classification de ces établissements, telle qu'elle résulte des tableaux annexés au décret de 1810 et à l'ordonnance de 1815, a été et est encore modifiée par des actes du Gouvernement qui, selon les progrès de la science, classent des industries nouvelles ou font passer d'une classe dans une autre des industries existantes.

A Paris, les autorisations sont délivrées, pour les trois classes d'établissements, par le préfet de police, après enquête et sous les conditions indiquées par le conseil d'hygiène publique et de salubrité de la Seine, qui doit toujours être consulté.

L'inexécution de ces conditions entraîne le retrait des autorisations accordées.

On peut donc dire d'une manière générale que toutes les précautions sont prises par l'administration pour prévenir les causes d'insalubrité ou d'incommodité que présentent les établissements classés.

Cependant, nous rappellerons les graves inconvénients qui résultent pour la capitale du voisinage des voiries et des usines de sulfate d'ammoniaque, installées autour de son enceinte.

Actuellement, les matières fécales, provenant de la vidange des fosses fixes ou de l'enlèvement des tonneaux mobiles, sont transportées, soit au dépotoir municipal de la Villette, d'où elles sont refoulées dans la voirie de Bondy, située à 10 kilomètres de Paris, soit à des dépotoirs particuliers que les entrepreneurs de vidanges ont été autorisés à créer, et dans lesquels ils peuvent traiter des matières en se conformant aux conditions qui leur sont imposées dans l'arrêté de permission.

Les émanations nauséabondes, qui proviennent des usines de vidange dans lesquelles les déjections liquides sont transformées en sulfate d'ammoniaque, ont soulevé, à plusieurs reprises, les réclamations des Parisiens et des habitants des localités sur le territoire desquelles ces établissements sont situés. A la suite de ces plaintes reconnues fondées, plusieurs de ces usines ont dû même être fermées dans l'intérêt de la salubrité.

Il est bien certain, en effet, que, quelles que soient les améliorations apportées à leur installation, des industries de cette nature occasionneront toujours de sérieux inconvénients pour le voisinage.

Le remède consiste, comme nous l'avons dit plus haut, dans la réforme du système de vidange et l'envoi des matières fécales à l'égout, entraînant, par voie de conséquence, la suppression des voiries et des usines de sulfate d'ammoniaque.

En outre des établissements insalubres proprement dits, il existe des industries dont l'installation doit être également surveillée au point de vue de l'hygiène, telles sont : les étaux de boucherie, les boutiques de charcuterie et les débits de triperie, qui sont réglementés par l'autorité municipale, en vertu des pouvoirs généraux qui lui appartiennent en matière de salubrité.

Certaines modifications reconnues nécessaires seront prochainement apportées à la réglementation des étaux de boucherie et de charcuterie, notamment en ce qui concerne les conditions de ventilation de ces établissements et le mode d'écoulement des eaux résiduaires.

Nous signalerons en terminant l'utilité qu'il y aurait à réglementer l'industrie du chiffonnage au détail, qui s'exerce actuellement dans des conditions hygiéniques les plus fâcheuses. Les chiffonniers accumulent dans les réduits qu'ils habitent, dans les chambres mêmes où ils couchent avec leur famille, les débris et les résidus sordides qu'ils ont ramassés sur la voie publique. Le séjour de ces matières en putréfaction, d'où se dégagent des odeurs malsaines, peut devenir la cause de graves dangers pour la santé et la vie, non seulement des chiffonniers, mais aussi des autres habitants de la maison et même des maisons voisines.

Il y a tout lieu d'espérer que l'étude de cette question démontrera la nécessité d'une réglementation destinée à atténuer tout au moins ces graves inconvénients.

XI.

CONCLUSION.

Tels sont les travaux accomplis par l'administration municipale, depuis une trentaine d'années environ, pour assurer l'assainissement de la capitale et augmenter ainsi le bien-être matériel de sa population. Comme on a pu le voir, des progrès considérables ont été réalisés, et des réformes importantes, qui contribueront puissamment à améliorer l'état sanitaire de Paris, sont sur le point d'aboutir.

L'adoption de ces diverses mesures, dont le programme a été en grande partie élaboré par M. le baron Haussmann, n'a pas cessé d'être poursuivie par les hauts fonctionnaires qui se sont succédé dans l'administration de la ville, grâce aux subsides généreusement votés par le conseil municipal, grâce surtout au dévouement infatigable de l'éminent directeur des travaux, M. Alphand, qui a consacré sa vie à l'œuvre de l'embellissement et de l'assainissement de la capitale, et dont le nom restera toujours cher aux habitants de la cité parisienne.

II

L'ASSAINISSEMENT DE PARIS

DE 1885 A 1891

———

Dans la précédente étude qui s'arrête à l'année 1885, nous avons indiqué les conditions nécessaires pour assurer l'assainissement d'une immense cité comme Paris, et nous avons fait connaître les travaux accomplis et les réformes projetées par l'administration municipale, depuis une trentaine d'années, pour satisfaire à chacune des obligations qui lui sont imposées dans l'intérêt de l'hygiène et de la santé publiques.

Depuis l'année 1885, de nouveaux travaux ont été exécutés, et parmi les réformes projetées, quelques-unes ont été réalisées et d'autres sont sur le point d'aboutir. Aussi nous avons pensé qu'il ne serait pas sans intérêt de continuer l'étude, que nous avions entreprise il y a six ans, sur l'assainissement de Paris, et de résumer aussi brièvement que possible les progrès accomplis pendant cette dernière période. Dans notre travail, nous avons suivi l'ordre adopté en 1885, de manière à permettre aux lecteurs de rapprocher utilement cette étude de la précédente, à laquelle il sera d'ailleurs nécessaire de se reporter souvent pour se rendre compte des différences existant entre l'état ancien et l'état actuel de la capitale.

I.

OUVERTURE ET ÉLARGISSEMENT DES VOIES PUBLIQUES.

L'œuvre de la transformation de Paris n'a pas subi de moment d'arrêt depuis 1885. Des travaux de voirie considérables, qui n'ont pas coûté moins de 150 millions de francs, ont été exécutés dans divers quartiers de la capitale, grâce aux excédents disponibles de budgets prospères, grâce surtout aux fonds réservés à cet effet sur le dernier emprunt municipal de 1886.

Parmi les opérations entreprises, nous citerons :

1° Le prolongement de la rue du Louvre, depuis la rue Saint-Honoré jusqu'à la rue Coquillière, où elle se réunit à la section qui avait déjà été ouverte entre cette dernière voie et la rue Étienne-Marcel, afin d'assurer le dégagement des abords de la nouvelle Bourse de commerce. Il reste maintenant à continuer la rue du Louvre jusqu'à la rue Montmartre, où elle doit se terminer par un vaste carrefour projeté à la rencontre de la rue d'Aboukir ;

2° La suppression de l'ancienne rue des Filles-Dieu, bordée de constructions absolument infectes, et son remplacement par une voie nouvelle d'une largeur de 12 mètres, établissant une communication entre les rues d'Aboukir et Saint-Denis ;

3° L'élargissement à 30 mètres de la partie de la rue Saint-Lazare, comprise entre les rues du Havre et de Rome, devant la nouvelle gare des chemins de fer de l'Ouest. Toutefois, pour cette opération, qui s'appliquait aussi à l'élargissement de la rue d'Amsterdam du côté de la rue de Londres, les dépenses ont été supportées par la Compagnie des chemins de fer de l'Ouest, moyennant une subvention de 3 millions de la ville de Paris ;

4° Le prolongement de la rue Caulaincourt jusqu'au boulevard de Clichy, à l'aide d'un viaduc métallique de 135 mètres de longueur passant par-dessus le cimetière du Nord. L'établissement de ce pont, projeté depuis plus de vingt ans, a eu pour résultat de relier directement le versant nord de la butte Montmartre avec le centre de la ville ;

5° L'achèvement des rues des Billettes, de l'Homme-Armé et du Chaume, dont la réunion forme entre la rue de Rivoli et la rue de Rambuteau une voie de 15 mètres de largeur, qui se prolonge ensuite par la rue des Archives jusqu'au square du Temple ;

6° L'achèvement jusqu'au quai Montebello de la rue Monge, qui s'arrêtait dans ces derniers temps à la place Maubert. Cette percée a permis d'assainir un quartier des plus insalubres ;

7° L'élargissement à 15 mètres de la rue Sainte-Marguerite, habitée

par une population misérable sur laquelle le choléra avait plus particulièrement sévi pendant l'épidémie de 1884 ;

8° L'achèvement jusqu'à l'hôpital Saint-Louis de l'avenue Parmentier, déjà ouverte entre le boulevard Voltaire et la rue de la Fontaine-
au-Roi. Cette voie, qui se relie au boulevard de la Villette par la rue
Claude-Vellefaux, établit une communication très nécessaire entre les
10e, 11e et 12e arrondissements ;

9° Le prolongement de l'avenue Ledru-Rollin, dans sa partie comprise entre l'avenue Daumesnil et la rue du faubourg Saint-Antoine.
L'avenue Ledru-Rollin, qui doit partir du quai de la Rapée pour aboutir à la place Voltaire, où elle doit se joindre à l'avenue Parmentier,
n'est pas encore terminée ;

10° L'achèvement de l'avenue de la République. Cette magnifique
voie, de près de 4 kilomètres de longueur, qui commence à la place
de ce nom pour finir à la porte de Romainville, traverse les 11e et 12e
arrondissements, et abrége les distances entre le centre industriel de
Paris et les communes suburbaines de l'est de la capitale. L'avenue de
la République dessert le nouveau lycée Voltaire, la mairie du 20e arrondissement, l'hôpital Tenon, les réservoirs de la Dhuis et la caserne
de Romainville ; elle longe aussi le cimetière du Père Lachaise, dont
elle est séparée par un square très pittoresque. Les expropriations, qui
ont eu lieu depuis 1885 dans la partie comprise entre le boulevard
Richard-Lenoir et la rue Sorbier, ont eu pour effet de supprimer un réseau de ruelles populeuses et malsaines, dont quelques-unes présentaient
une différence de niveau de 15 à 18 mètres avec le sol du boulevard
de Ménilmontant ;

11° Le prolongement des rues de Tolbiac et de Vouillé, qui doivent
former par leur jonction avec la rue d'Alésia sur la rive gauche, la
troisième grande ligne de ceinture intérieure, laquelle se reliera avec
les quartiers de la rive droite par le pont de Tolbiac et par le pont
Mirabeau encore projeté. Cette communication ne pourra s'établir complètement qu'après la construction de ce pont et l'achèvement définitif
de la rue de Vouillé.

Certes, les grands travaux accomplis depuis près de trente-cinq
ans ont profondément modifié l'aspect de Paris, qui est aujourd'hui
considéré avec juste raison comme la plus belle ville du monde.
Cependant l'œuvre de la transformation de la capitale est loin d'être

achevée. Sans parler des opérations considérables, comme le boulevard Raspail, le boulevard Haussmann, la rue Réaumur, la rue de Rennes, etc., que de travaux de voirie restent encore à exécuter pour assainir des quartiers malsains et satisfaire en même temps aux exigences toujours croissantes de la circulation! Mais les ressources de la ville sont limitées, et l'exagération des indemnités allouées dans ces dernières années par les jurys d'expropriation a rendu la situation encore plus difficile. Il est à craindre que la municipalité parisienne ne soit obligée de s'arrêter dans l'accomplissement de sa tâche, si des modifications sérieuses ne sont pas apportées à la loi du 3 mai 1841, notamment dans le sens du remplacement du jury d'expropriation par des experts, conformément au système qui avait été en vigueur sous l'empire de la loi du 8 mars 1810. Un projet de loi modifiant la loi du 3 mai 1841 a été déposé par le Gouvernement sur le bureau de la Chambre des députés. Il faut souhaiter que le Parlement comprenne la nécessité d'une réforme qui permette à l'administration de continuer l'exécution de cette partie du programme de l'assainissement de la ville de Paris.

II.

REVÊTEMENT DES VOIES PUBLIQUES.

I. — Chaussées.

Les modes de revêtement employés pour les chaussées sont toujours au nombre de quatre : l'empierrement, le pavage en pierre, l'asphalte et le pavage en bois.

Nous aurons peu de modifications à signaler, si ce n'est pour le pavage en bois, qui est exécuté maintenant en régie par l'administration.

1° *Empierrement.* — La surface des chaussées empierrées qui était en 1885 de 1,680,000 mètres carrés, n'était plus en 1891 que de 1,509,000 mètres carrés, représentant une diminution de 171,000 mètres carrés, due au remplacement du macadam par du pavage en bois. Cette transformation a porté principalement sur les voies les plus fréquentées et par conséquent les plus coûteuses. Il en est résulté une diminution sur les frais d'entretien, qui ne sont plus actuellement que de 2 fr. 10 c. en moyenne par mètre carré, mais certaines voies, de grande circulation, exigent encore une dépense de 7 à 8 fr. par mètre carré. L'ensemble de la dépense représente une somme annuelle de 3,210,000 fr.

L'opération du cylindrage à la vapeur des chaussées était autrefois concédée à des entrepreneurs. Depuis l'année 1888, la ville exécute elle-même ce travail, au moyen d'un certain nombre de compresseurs à vapeur, dont elle s'est rendue acquéreur.

2° *Pavage en pierre.* — Les différentes espèces de pavés en usage sont fournis par des entrepreneurs adjudicataires. Toutefois, une partie des pavés en grès d'Yvette provient de carrières exploitées dans de très bonnes conditions par la ville de Paris. Ces carrières sont situées dans le bois dit des Maréchaux, dépendant de la forêt domaniale des Yvelines, et dominant le ravin pittoresque des Vaux de Cernay fréquenté par les peintres et les touristes. La concession en a été faite par l'État en 1879 et renouvelée en 1888 pour une surface de 14 hectares et pour une durée de neuf années. La production annuelle de cette carrière est de 900,000 pavés, qui sont transportés par un chemin de fer système Decauville, de près de 7 kilomètres de longueur, jusqu'à la station des Essarts-le-Roi sur la ligne de Paris à Brest. Les frais d'exploitation s'élèvent à 350,000 fr. par an, compensés jusqu'à concurrence de 75,000 fr. par la recette provenant de la vente de sous-produits, tels que la pierre meulière, le sable, etc.

Les dimensions des pavés sont le plus généralement de 16 centimètres de hauteur avec une longueur égale à une fois et demie la largeur (0^m,10 sur 0^m,16; 0^m,12 sur 0^m,18 et 0^m,14 sur 0^m,20).

La fondation du pavage en pierre se compose, tantôt d'une forme en sable de 10 à 20 centimètres d'épaisseur, tantôt d'un lit de béton de ciment d'une épaisseur de 15 centimètres. La fondation de béton, beaucoup plus coûteuse que la forme de sable, n'est guère employée que dans les voies parcourues par les tramways et dans celles où la circulation est très importante.

La surface du pavage en pierre est de 6,355,000 mètres carrés, nécessitant l'emploi de 5 à 6 millions de pavés par an, et représentant une dépense de plus de 5 millions de francs.

Le prix du mètre carré du pavage varie entre 15 et 20 fr., suivant

la nature des pavés, et les frais d'entretien s'élèvent à un peu moins de
0 fr. 70 c.

3° *Asphalte*. — L'asphalte ne recouvre qu'une surface de 301,500 mètres carrés. Les travaux de premier établissement et d'entretien, ainsi
que les grosses réparations, sont exécutés par des entrepreneurs adjudicataires. Le prix du mètre carré est évalué à 21 fr. pour les frais
de premier établissement et à 2 fr. par an pour l'entretien. La dépense
totale était inscrite au budget de 1891 pour la somme de 1,012,500 fr.

4° *Pavage en bois*. — A la fin de l'année 1885 la surface du pavage
en bois était de 354,000 mètres carrés, et ce mode de revêtement avait
été entièrement exécuté par des concessionnaires dans les conditions
suivantes : l'entrepreneur se chargeait des frais de premier établissement et d'entretien de la chaussée pendant une période de 18 années,
moyennant le paiement de deux annuités, l'une représentant l'intérêt
et l'amortissement du capital déboursé, l'autre les frais de l'entretien
annuel. Le prix de premier établissement étant évalué à 23 fr. par
mètre carré, l'annuité d'amortissement était fixée à 2 fr. 50 c. environ,
et l'annuité d'entretien variait entre 2 fr. 50 c. et 2 fr. 95 c. suivant
l'importance des voies.

Mais, à partir de l'année 1886, et conformément aux termes d'une
délibération du 21 avril de cette année, la ville est entrée dans la voie
de l'exécution en régie. Quelques voies, comme l'avenue des Champs-
Élysées, la place de l'Étoile, le boulevard Saint-Germain, ont encore, il
est vrai, et pour des raisons particulières, fait l'objet de concessions,
mais on peut dire d'une manière générale qu'aujourd'hui l'administration exécute elle-même les travaux de pavage en bois des rues de
Paris.

Au 1er janvier 1891, la surface totale du pavage en bois était de 554,000
mètres carrés, dont le quart environ, soit 136,828 mètres carrés, est à
la charge de la ville. C'est ainsi que l'administration a exécuté le pavage
en bois des rues du quartier Marbeuf, de l'avenue d'Antin, du faubourg
Saint-Honoré, des rues de Londres, Saint-Sulpice, Saint-Lazare, de
Châteaudun, Saint-Guillaume, de la place des Victoires, du boulevard
Saint-Michel, etc., etc.

Avant de se mettre à l'œuvre, la ville avait envoyé en Suède et en
Norvège, pays d'où provenaient jusqu'alors les bois employés pour le

pavage, un de ses ingénieurs, M. de Tavernier, afin d'étudier sur place les conditions de vente des bois du Nord ainsi que la possibilité de procéder à des achats directs sur les lieux de production. En même temps l'administration installait dans son dépôt de pavés, sis quai de Javel, n° 57, une petite usine de sciage et de préparation des bois, dont la dépense n'a pas dépassé la somme de 40,000 fr.

Nous trouvons dans un volumineux rapport de M. l'ingénieur Laurent, du 8 juin 1887, les renseignements les plus complets et les plus détaillés sur le système qui a été adopté par la ville de Paris pour assurer le fonctionnement du nouveau service dont elle est chargée.

Le pavage des chaussées est aujourd'hui effectué avec trois sortes de bois : le sapin du Nord ou pin sylvestre, le pin des Landes ou pin maritime et le pitch pin, originaire de la Floride. Tous ces résineux présentent les qualités reconnues nécessaires pour le pavage, c'est-à-dire qu'ils donnent des pavés de dimensions rigoureusement parallélipipédiques, suffisamment homogènes et uniformément durs et résistants à l'action de l'usure.

Le pitch pin est le plus cher de ces trois espèces de bois ; aussi est-il peu utilisé. On ne fait plus guère usage aujourd'hui que du pin des Landes, qui est d'un prix inférieur au sapin du Nord et au pitch pin, et dont l'emploi a en outre l'avantage de favoriser la production nationale.

Les bois, achetés sous la forme de madriers, sont transformés par l'usine de Javel en pavés, que l'on plonge, avant de s'en servir, dans un bain de créosote pendant une durée de 20 minutes pour les préserver de la pourriture.

L'établissement de la chaussée se compose de deux éléments bien distincts : 1° une fondation en béton de ciment de Portland de 15 à 20 centimètres d'épaisseur, posée sur un sol parfaitement dressé et nivelé et recouverte d'un enduit en mortier de ciment Portland liquide très exactement lissé ; 2° des pavés en bois de 15 centimètres de hauteur sur 22 centimètres de longueur et 8 centimètres de largeur, posés jointifs dans chaque range, perpendiculaire à l'axe de la chaussée. Les ranges transversales sont encadrées entre deux ou trois ranges longitudinales et entre la dernière range longitudinale et la bordure des trottoirs on laisse un espace libre de 3 à 4 centimètres, que l'on remplit de glaise plastique ou de sable pour parer aux effets de la dilatation. L'écartement des ranges est assuré au moyen de réglettes de 1 centimètre simplement posées au fond des joints. Les joints sont ensuite garnis de mortier de ciment très liquide, et enfin, après avoir répandu sur le pavage une couche de gravier fin, la chaussée est livrée, au bout de deux ou trois jours, à la circulation.

Il faut remarquer que, dans des chaussées de cette nature, la fondation en béton constitue l'élément résistant, indéformable, qui peut durer presque indéfiniment, tandis que le pavé en bois est simplement un matelas, qu'il faut remplacer lorsque l'épaisseur des pavés a diminué notablement ou que l'usure du bois se manifeste d'une manière inégale sur l'étendue de la chaussée.

Le prix du pavage en bois, tel qu'il est exécuté par l'administration, revient à 16 fr. environ par mètre carré (contenant 50 pavés), dont 11 à 12 fr. pour la fourniture du bois et 4 à 5 fr. pour l'établissement de la chaussée proprement dite. Ce prix est inférieur de 7 fr. au prix de 23 fr. sur lequel était basé le montant de l'annuité d'intérêt et d'amortissement payé aux concessionnaires. Il en résulte pour la ville une grande économie, à laquelle vient s'ajouter celle provenant des frais d'entretien, évalués à 0 fr. 23 c. par mètre carré. La dépense totale du pavage en bois était inscrite au budget de 1891 pour la somme de 2,145,800 fr.

La faveur dont jouit à juste titre ce mode de revêtement a engagé un certain nombre de propriétaires à demander le remplacement du pavage en pierre par du pavage en bois dans les rues bordées par leurs immeubles, en offrant de contribuer à la dépense de premier établissement. Cette proposition a été acceptée, et déjà le pavage de certaines voies, telles que les rues de Londres, Saint-Guillaume, Saint-Lazare, etc., a été transformé, moyennant une contribution des riverains, variable suivant les cas, et pouvant s'élever jusqu'aux deux tiers de la dépense.

II. — Trottoirs.

La surface des trottoirs réglementaires, en granit ou en bitume, augmente chaque année ; elle était en 1891 de 705,900 mètres carrés pour les trottoirs en granit et de 2,969,400 mètres carrés pour les trottoirs en bitume. Par suite, la superficie des revers pavés ou en terre diminue de jour en jour; elle n'est plus que de 90,100 mètres carrés pour les revers pavés et de 1,400,000 mètres carrés environ pour les revers en terre, situés principalement dans les arrondissements excentriques où ce genre de trottoirs présente moins d'inconvénients.

L'entretien des trottoirs réglementaires est concédé par voie d'adjudication à des entrepreneurs. Le prix d'entretien du mètre carré des trottoirs en granit revient à 10 centimes, et celui des trottoirs en bitume à 0 fr. 325, l'adjudicataire étant en outre obligé de refaire à neuf, chaque année 1/15 de la surface des trottoirs en bitume.

La dépense totale d'entretien à la charge de la ville était évaluée à 1,847,500 fr. pour l'année 1891, en y comprenant le sablage des contre-allées et revers en terre.

III. — Voies privées.

Nous avions annoncé que l'administration étudiait les moyens de remédier d'une façon efficace à l'état d'insalubrité d'un grand nombre de voies privées qui ont été ouvertes sans aucun souci des règles de l'hygiène.

Déjà, par une ordonnance du 21 mars 1888, la préfecture de police a imposé certaines conditions de salubrité dans ces voies, mais, d'une part, l'ordonnance ne s'occupe que des mesures relatives à l'entretien proprement dit, sans parler des dispositions concernant le premier établissement, et, d'autre part, le règlement ne s'applique qu'aux voies privées ouvertes à la circulation publique, à l'exclusion des voies fermées.

Dans ces conditions, la préfecture de la Seine a préparé, conformément à l'étude qui en avait été faite par la commission supérieure de l'assainissement, un projet dont l'adoption permettrait d'assurer l'assainissement des voies privées de toute nature, aussi bien de celles qui sont ouvertes que de celles qui sont fermées à leurs extrémités.

L'idée qui a présidé à la rédaction de ce projet a été d'assimiler les voies privées aux voies publiques et, par suite, d'imposer aux premières le mode d'établissement et d'entretien qui est en usage pour les secondes.

Toutefois, une distinction a été faite entre les voies privées qui sont destinées à la circulation générale, et qui par suite servent d'accès commun à plusieurs propriétés distinctes, et celles qui, n'appartenant qu'à un seul propriétaire, constituent en réalité une dépendance d'une habitation particulière.

Pour les premières de ces voies, les prescriptions du règlement seraient applicables *ipso facto,* c'est-à-dire l'établissement de la chaussée et des trottoirs, des conduites d'eau du service public et du service privé, des égouts et des appareils d'éclairage. Les projets de ces divers travaux seraient soumis préalablement à l'approbation de l'administration et exécutés par les propriétaires et à leurs frais, ou, en cas d'inexécution, d'office par l'administration. L'entretien de ces voies serait également effectué par les soins des propriétaires, mais le balayage serait assuré par la ville, conformément aux dispositions de la loi du 26 mars 1873 relative aux voies publiques.

Pour les voies privées qui ne servent d'accès qu'à une seule propriété, l'administration n'appliquerait les dispositions précitées que lorsqu'elle l'aurait reconnu nécessaire.

La dépense qui résulterait de l'application de ces mesures d'assainissement est évaluée à la somme de 18 millions et demi de francs. Il est bien évident qu'une dépense aussi élevée représente une lourde charge pour les propriétaires et il est presque certain que beaucoup d'entre eux ne pourraient pas s'acquitter immédiatement du montant de leur part contributive. Le conseil municipal étudie en ce moment la question, et une solution ne tardera sans doute pas à intervenir. Le Parlement n'hésitera certainement pas à sanctionner, après le vote du conseil municipal, le projet d'assainissement des voies privées, dont le mauvais état fait tache, comme nous l'avons dit précédemment, dans l'ensemble des voies entretenues avec tant de soin par la ville de Paris.

III.

NETTOIEMENT DES VOIES PUBLIQUES.

I. — Balayage.

La charge du balayage des voies publiques, qui incombe aux propriétaires riverains de ces voies, a été convertie par la loi du 26 mars 1873 en une taxe municipale obligatoire, établie d'après un tarif gradué, approuvé, après enquête, par décret en Conseil d'État et revisable tous les cinq ans.

Aux termes du décret rendu en exécution de cette loi le 6 février 1888, pour une période expirant le 31 décembre 1893, les voies publiques ont été divisées, au point de vue de l'application des tarifs gradués, en huit catégories, suivant leur importance, et les immeubles ont été répartis en trois classes, selon leur nature (constructions bâties en bordure ou en retraite de la voie publique et terrains vagues), les frais de balayage n'étant pas aussi élevés au droit des terrains vagues qu'au droit des constructions. Le produit de la taxe était évalué à 2,966,000 fr. pour l'année 1891.

La surface que l'administration est obligée de faire balayer tous les jours pour assurer la propreté de la voie publique est de 15,562,000 mètres carrés. En dehors des machines balayeuses, qui sont au nombre de 246, le service est effectué par 2,794 ouvriers et cantonniers ordinaires, enrôlés par ateliers ou brigades, sous la surveillance de chefs cantonniers.

Le salaire des ouvriers proprement dits constituant le personnel auxiliaire a été élevé récemment de 1 ou 2 centimes l'heure, suivant leur catégorie, et fixé ainsi à 3 fr. 20 c., 3 fr. 50 c. et 3 fr. 80 c. pour une journée de 10 heures, commençant à 4 heures du matin pour finir à 4 heures du soir et coupée par un repas de 2 heures.

Les cantonniers ordinaires, qui forment le personnel fixe, reçoivent toujours un traitement de 105 fr. par mois, mais il a été créé pour ces agents une caisse de retraites leur permettant d'obtenir une allocation annuelle et viagère de 500 fr. après 20 ans de services.

Enfin nous signalerons une amélioration qui a été apportée, à partir de l'année 1891, dans le service du nettoiement des emplacements affectés aux arrêts et aux stations des omnibus et des tramways, et sur lesquels séjournent trop longtemps les urines et les crottins des chevaux. Les inconvénients qui résultent du dépôt prolongé de ces immondices ont disparu par suite de la désinfection, pendant l'époque des chaleurs, et après balayage, des emplacements réservés au stationnement des voitures servant au transport en commun du public.

La dépense afférente au service du balayage est actuellement de 5,553,500 fr. par an.

II. — Arrosement.

L'arrosage des voies publiques continue à s'effectuer soit à la lance, soit au moyen de tonneaux en bois ou en fer, dont le nombre est de 447.

L'arrosage à la lance, moins coûteux que l'arrosage au tonneau, prend de jour en jour plus d'extension. La surface arrosée par ce procédé est actuellement de 3,143,000 mètres carrés, au lieu des 2,600,000 mètres carrés que nous avions indiqués en 1885, tandis que la surface arrosée au tonneau ne mesure plus que 5,464,000 mètres carrés, en diminution sur le chiffre de 5,700,000 mètres carrés constaté à la même époque.

Le développement donné au sytème d'arrosage à la lance a eu pour conséquence de réduire de 130,000 fr. la dépense de ce service, qui n'est plus aujourd'hui que de 832,000 fr.

III. — Enlèvement des boues et immondices.

1° *Enlèvement des neiges et glaces.* — Depuis quelques années, le service de l'enlèvement des neiges et glaces, pour la partie qui incombe à l'administration, a été organisé de manière à pouvoir fonctionner aussitôt l'apparition de la neige dans les rues de Paris.

Le déblaiement des voies publiques s'opère d'abord à l'aide du personnel ordinaire des cantonniers et des ouvriers du balayage, dont le rôle est indiqué à l'avance, en commençant par les voies les plus importantes, et en relevant la neige en cordons sur la chaussée, de façon à assurer la circulation des piétons et à maintenir des zones suffisamment larges pour les voitures.

Lorsque la neige devient plus épaisse, on peut utiliser les traîneaux chasse-neige et les machines balayeuses munies de rouleaux-brosses à fil d'acier, mais l'emploi de ces engins est de plus en plus abandonné, depuis que l'on se sert de sel pour opérer la fusion des neiges. Le sel employé est du sel égrugé, n'ayant subi aucune dénaturation et qui provient des salines de l'Est. Le répandage du sel produit un mélange réfrigérant de 12 à 15 degrés au-dessous de zéro et transforme la neige en une boue noirâtre, qui ne peut geler, tant que la température ambiante ne descend pas au-dessous de celle du mélange, et l'action du sel est d'autant plus rapide que la circulation est plus active.

Quand la neige ne peut être coulée directement à l'égout, elle est relevée en cordons, enlevée dans les tombereaux par les entrepreneurs adjudicataires et transportée pour être déversée soit en Seine, soit dans les égouts, soit sur les emplacements désignés à cet effet pour servir provisoirement de décharges publiques.

En résumé, la nouvelle organisation du service a eu pour résultat d'assurer promptement la propreté et la liberté de la circulation des voies publiques.

La dépense de ce service, qui varie nécessairement suivant les circonstances atmosphériques, était inscrite au budget de 1891 pour la somme de 140,000 fr., mais il ne s'agit que d'un crédit de prévision, uniquement destiné à parer aux premiers besoins du moment, et qui est presque toujours notablement dépassé. La rigueur de l'hiver de 1890 a nécessité un crédit supplémentaire de 300,000 fr.

2° Enlèvement des résidus du balayage et des ordures ménagères. — Par suite des difficultés que rencontrent, depuis déjà longtemps, les entrepreneurs du service de l'enlèvement des ordures ménagères à pouvoir utiliser ces détritus, comme engrais, dans la banlieue de Paris, ce service est devenu très onéreux pour les finances municipales. Aussi l'administration a-t-elle étudié la question de savoir s'il ne serait pas possible d'atténuer ces lourdes charges, soit en brûlant les ordures ménagères dans des fours spéciaux, soit en les envoyant au loin pour les utiliser au profit de l'agriculture.

Le système de l'incinération est pratiqué dans certaines villes d'Angleterre, comme Londres, Nottingham, Leeds, Bradford et Glasgow, mais il a le grand inconvénient d'être très coûteux, ainsi que l'a constaté la commission qui s'était rendue en 1886 en Angleterre pour examiner les procédés employés par nos voisins. L'adoption de ce système à Paris nécessiterait, seulement comme frais de premier établissement des usines d'incinération, une dépense qu'on n'évalue pas à moins de 6 millions de francs, sans parler des frais de fonctionnement des usines et de transport des résidus. Dans ces conditions, l'administration a pensé qu'il convenait, pour le moment du moins, de ne pas donner suite à ce projet.

L'utilisation agricole des ordures ménagères constitue un procédé beaucoup moins dispendieux et qui a en outre l'avantage de ne pas laisser perdre un engrais précieux pour la culture. Mais cet engrais, connu sous le nom de *gadoue,* ne peut être employé par les agriculteurs qu'à la condition de coûter moins cher que le fumier de ferme, dont les propriétés fertilisantes sont supérieures pour certaines cultures. La solution du problème réside dans la modicité des frais de transport, qui doivent être assez bas pour permettre d'envoyer les détritus ménagers dans des régions éloignées de la capitale, où leur utilisation sera certaine. L'administration a commencé des négociations avec les Compagnies de chemins de fer afin d'obtenir des abaissements de tarif pour le transport de la gadoue et il y a tout lieu d'espérer que, si des modérations de prix étaient consenties, la dépense d'enlèvement des ordures ménagères, qui s'élevait encore en 1891 à la somme de 1,858,000 fr., diminuerait dans de notables proportions.

IV.

PROMENADES ET PLANTATIONS.

Depuis l'année 1885, de nouveaux squares ou jardins ont été créés et d'autres sont en voie d'exécution.

Parmi les squares existants, nous citerons notamment le square de la place des États-Unis, les jardins de la place Denfert-Rochereau, du musée Guimet, etc., et surtout le parc qui a été établi dans le Champ de Mars, à l'occasion de l'Exposition universelle de 1889. Ce parc a du reste été complété par suite de la loi du 31 juillet 1890, qui a autorisé la cession du Champ de Mars à la ville de Paris. D'après le projet adopté par le conseil municipal le 31 décembre 1890, toute la partie du Champ de Mars, située sur l'emplacement occupé autrefois par les sections des industries diverses, de chaque côté de la galerie de 30 mètres, a été convertie en jardins et aménagée de façon à permettre aux élèves des lycées et aux amateurs de s'y livrer à des jeux et aux exercices de sport, si en faveur aujourd'hui.

D'un autre côté, l'administration a déjà commencé les travaux d'établissement de cinq autres squares, situés, le premier dans le 13ᵉ arrondissement, à l'angle des rues du Moulin-des-Prés et de la Butte-aux-Cailles ;

le second sur le plateau existant devant l'église Saint-Bernard, dans le quartier de la Goutte-d'Or ; le troisième dans la partie de l'avenue de la République qui longe le cimetière de l'Est ; le quatrième dans le quartier des Épinettes, sur l'emplacement de l'ancien dépôt de pavés, près de l'avenue de Saint-Ouen, et le cinquième sur le flanc de la Butte-Montmartre, au-dessous de l'église du Sacré-Cœur. Ce dernier square, par son étendue, qui ne sera pas moindre de deux hectares et demi, constituera plutôt un véritable parc, disposé dans les conditions les plus pittoresques, et d'où l'on découvre le plus beau panorama de Paris. Mais la nature du sol de la Butte-Montmartre exige d'importants travaux de consolidation, qu'il est indispensable d'exécuter avant de s'occuper des travaux de plantation.

L'ensemble de ces nouveaux squares et jardins, lorsqu'ils seront terminés, augmentera de près de 12 hectares la surface de 1,900 hectares déjà consacrée par la ville de Paris à l'établissement de promenades et de plantations, destinées à contribuer à l'assainissement de la capitale et à l'agrément de ses habitants.

Les dépenses du personnel du service des promenades et des plantations s'élèvent aujourd'hui à la somme annuelle de 411,000 fr., notablement inférieure à celle de 463,000 fr., qui avait été indiquée en 1885. Les frais d'entretien et les dépenses des travaux de toute nature, qui montent à 2,410,300 fr., sont à peu près les mêmes qu'à cette époque.

V.

ÉGOUTS.

Le réseau des égouts, quelque bien constitué qu'il soit, n'en comporte pas moins d'importantes améliorations, qui sont rendues encore plus urgentes par suite de la transformation du système de vidange, dont la conséquence est de donner aux égouts le rôle principal d'exutoire de la plupart des immondices de la capitale.

Quelques-unes des mesures réclamées en 1884 par la commision supérieure de l'assainissement ont déjà été exécutées.

Ainsi on a établi, au débouché du collecteur général d'Asnières, des portes de flot et des barrages mobiles pour empêcher le reflux des eaux de la Seine en temps de crue et on a relevé au moyen des machines de l'usine de Clichy les eaux du collecteur pour les rejeter dans la rivière.

Certaines bouches d'égout ont été pourvues de paniers mobiles en tôle, percés de trous, qui, tout en laissant passer l'eau, retiennent soit les sables des chaussées, soit les fumiers et les détritus végétaux provenant des Halles centrales et des grands marchés. Ces paniers mobiles, au nombre de 190, sont enlevés, au moyen d'une grue installée sur un petit tombereau, tous les trois jours au moins, et le contenu en est déversé dans les voitures des ordures ménagères.

On a continué à placer dans les égouts, à des distances minima de 250 mètres, des réservoirs de 8 à 10 mètres cubes de capacité, alimentés d'une manière continue par une prise d'eau sur la canalisation publique. Ces réservoirs, qui dépassent actuellement le chiffre de 1,240, sont destinés à procurer automatiquement une ou plusieurs chasses d'eau par jour et rendent ainsi les plus grands services pour le curage.

Enfin, pour diminuer le parcours des sables et la dépense en résultant, on a installé sur divers points du réseau des collecteurs, où l'extraction est possible, place Saint-Michel, place du Châtelet, sur les bords du canal Saint-Martin, etc., des bassins dans lesquels sont entraînés les sables poussés par les bateaux ou les wagons-vannes et chargés ensuite dans des bateaux, qui les transportent au loin.

D'un autre côté, l'administration a construit le collecteur du Centre pour soulager le collecteur des Coteaux, qui était devenu tout à fait insuffisant. Ce nouvel émissaire part du boulevard Voltaire, traverse le boulevard Richard-Lenoir, suit la rue Saint-Sébastien, traverse le boulevard des Filles-du-Calvaire, suit la rue et l'impasse Froissard, les rues de Bretagne, Réaumur, Turbigo, Étienne-Marcel, la place des Victoires et la rue de la Feuillade, où il se réunit au collecteur des Petits-Champs pour aboutir au boulevard de la Madeleine, et à cet endroit il rejoint le collecteur général d'Asnières. Sa longueur est de 2,500 mètres environ.

En outre, il a été établi environ 25 kilomètres d'égouts élémentaires sur les 285 kilomètres qui restaient à exécuter en 1885 pour terminer le réseau de la canalisation souterraine sous les voies publiques.

Enfin on a supprimé en 1890 les déversements dans la Seine des eaux d'égout des îles Saint-Louis et de la Cité. Ces égouts ont été reliés avec les collecteurs des quais de la rive droite pour l'île Saint-Louis et avec ceux de la rive gauche pour la Cité, au moyen de doubles siphons en tôle de 40 et de 50 centimètres de diamètre placés dans le lit du fleuve, en aval du pont Louis-Philippe et dans le petit bras de la Seine situé entre le pont Neuf et le pont Saint-Michel.

Mais l'application générale du nouveau système de vidange, qui consiste à envoyer dans les égouts toutes les matières fécales provenant des habitations, et dont le principe a été adopté par le conseil municipal dans sa séance du 28 février 1887, exige l'exécution de travaux beaucoup plus considérables.

Déjà, aux termes d'une délibération du conseil municipal du 31 juillet 1886, le mode de l'écoulement direct dans les égouts, dit le *tout à l'égout*, a été autorisé à titre d'essai dans les rues desservies par les collecteurs à bateaux ou à rails et dans les rues dont les égouts sont munis de réservoirs de chasse convenablement placés. Actuellement ce système de vidange ne peut être pratiqué que dans 384 kilomètres d'égouts. Il reste donc à mettre une grande partie du réseau en état de recevoir les matières de vidange.

D'après un rapport de M. Bechmann, ingénieur en chef de l'assainissement, la dépense nécessaire pour exécuter les travaux strictement indispensables monterait à 15,400,000 fr , se répartissant de la manière suivante.

1° Transformation des anciens égouts défectueux, augmentation des pentes insuffisantes, suppression des radiers plats, établissement de cuvettes, enduit des parois en moellons, raccords courbes, modification de bouches, etc.   6,000,000 fr.

2° Construction de 1,350 réservoirs de chasse . . .   2,000,000

3° Établissement d'un quatrième collecteur général sur la rive droite ainsi que d'un nouveau siphon sous

A reporter . . . . .   8,000,000 fr.

Report. . . . . 8,000,000 fr.

la Seine, afin de remédier à l'insuffisance des collecteurs actuels, et qui seront encore plus surchargés après l'adduction des sources de la vallée de l'Avre et l'extension des distributions d'eau dans les maisons . 5,000,000

4° Établissement de collecteurs à faible pente pour l'amélioration des bassins actuellement noyés par le remous des collecteurs généraux, et dans lesquels l'existence d'une nappe d'eau stagnante ne permet pas l'application du système de l'écoulement direct . . . 1,600,000

5° Construction du collecteur du 15° arrondissement, absolument nécessaire pour assainir les quartiers de cet arrondissement. 800,000

Total égal. . . . . 15,400,000 fr.

A cette dépense de 15,400,000 fr., il faudrait ajouter :

1° Celle de 30 millions pour achever le réseau des égouts élémentaires dans les voies qui en sont dépourvues et qui représentent un développement de 260 kilomètres environ, sans parler des voies privées, d'une longueur de 130 kilomètres, qui sont à la charge des propriétaires riverains. . . . . 30,000,000 fr.

2° Une somme de 1,200,000 fr. pour supprimer les derniers écoulements des égouts en Seine, dans la partie basse des 12° et 13° arrondissements, comprise entre le pont National et le pont de Bercy, et dans la zone formant la pointe du 15° arrondissement en face du Point-du-Jour 1,200,000

3° Une somme de 900,000 fr. pour terminer la couverture de la rivière de Bièvre, qui constitue un véritable égout à ciel ouvert, et dont les odeurs nauséabondes sont une cause de gêne très grande pour certaines parties des 5° et 13° arrondissements . . . 900,000

Formant une dépense totale de . . . 32,100,000 fr.

L'ensemble de ces travaux s'élève à la somme de 47,500,000 fr. qui ne pourrait être prélevée complètement sur les crédits ordinaires du budget.

D'après les projets de l'adminis'ration, les travaux relatifs à l'achèvement du réseau sous les voies publiques ainsi qu'à la suppression
des déversements en Seine et à la couverture de la Bièvre s'effectue-
raient graduellement à l'aide des ressources disponibles du budget,
dans un espace de dix ans environ, tandis que les travaux indispensables, estimés 15,400,000 fr., pour mettre les galeries souterraines
en état de recevoir les matières de vidange, seraient exécutés à bref délai
au moyen d'un emprunt de 25 millions de francs, qui serait également
affecté, jusqu'à concurrence d'une somme de 9,600,000 fr., pour compléter la dotation de l'opération d'Achères, dont nous parlerons dans
le chapitre suivant.

Cet emprunt de 25 millions serait gagé sur les ressources que pro-
curerait l'établissement d'une taxe municipale obligatoire, applicable
à chaque tuyau de chute des cabinets d'aisance des maisons de Paris,
taxe votée en principe en 1886 par le conseil municipal et qui rempla-
cerait la redevance payée actuellement à des compagnies particulières
pour la vidange des fosses. Cette taxe existe déjà pour l'écoulement
des matières dans les égouts, soit par voie directe, soit par des appareils diviseurs, mais elle est facultative, attendu qu'elle n'est réclamée
qu'aux propriétaires qui demandent à faire usage de ce mode de vidange pour leurs immeubles ; elle est fixée à 30 fr. ou 60 fr., suivant
les cas, pour le système de l'écoulement direct et à 30 fr. pour le système de l'écoulement par appareils diviseurs, et le montant de cette taxe
s'élève à 1,162,000 fr. par an. En devenant obligatoire pour toutes les
maisons de Paris, la taxe municipale, applicable aux 147,611 tuyaux
de chute existant actuellement, produirait une somme annuelle de
6,642,495 fr., supérieure de 5,480,495 fr. à celle que l'on perçoit
aujourd'hui. Mais cette augmentation de recette ne serait acquise en
totalité qu'à l'époque à laquelle la ville aurait amélioré et achevé le
réseau de ses égouts. Jusque-là une partie seulement de ce supplément
de recette, évaluée à plus de 2 millions, pourrait être perçue dès à présent, celle qui est applicable aux 59,202 tuyaux de chute des immeubles
situés dans les voies desservies par les égouts qui peuvent recevoir
directement les matières de vidange, et dont le développement présente une longueur de 384 kilomètres. Cette somme de 2 millions
serait plus que suffisante pour assurer le remboursement de l'emprunt
de 25 millions, qui n'exigerait, au taux de 4.22 p. 100 (intérêt et
amortissement compris), qu'une annuité de 1,055,000 fr.

L'examen de cette combinaison financière est soumis au conseil municipal depuis le 2 avril 1890, en même temps que le projet de loi tendant à rendre obligatoire l'écoulement des matières de vidange dans les égouts et à autoriser l'établissement de la taxe municipale applicable aux tuyaux de chute des cabinets d'aisances.

L'adoption de ces mesures aurait pour résultat de débarrasser complètement les maisons et les voies publiques de toutes les eaux souillées et de toutes les matières de vidange, qui sont une des causes les plus graves des maladies infectieuses pour les habitants de la capitale [1].

---

1. Depuis la rédaction de ce travail, qui s'arrête à l'année 1891, le conseil municipal a délibéré sur les propositions relatives à la double obligation de l'écoulement des matières de vidange à l'égout et de l'abonnement aux eaux de la ville.

En ce qui touche la première proposition, le conseil municipal a voté, dans sa séance du 27 janvier 1892, et sous réserve de l'approbation législative : 1° le principe de l'obligation de l'écoulement direct des matières de vidange dans les égouts publics pour tous les immeubles situés en bordure des voies pourvues d'un égout ; 2° l'établissement d'une taxe municipale concernant ce mode de vidange. Cette taxe ne serait plus calculée sur le nombre des tuyaux de chute des cabinets d'aisance, comme l'indiquait le mémoire de l'administration du 2 avril 1890, mais suivant un tarif fixé d'après le revenu net imposable des immeubles, savoir :

10 francs pour un immeuble d'un revenu net imposable de			500 fr.
20	—	de 500 à	1,500
40	—	de 1,500 à	3,000
70	—	de 3,000 à	6,000
100	—	de 6,000 à	10,000
150	—	de 10,000 à	20,000
200	—	de 20,000 à	35,000
350	—	de 35,000 à	50,000
500	—	de 50,000 à	70,000
750	—	de 70,000 à	100,000
1,000	—	de 100,000 à	200,000
1,500	—	au-dessus de	200,000

Ce système de taxe variable est actuellement appliqué dans la ville de Marseille, en vertu de la loi du 25 juillet 1891.

En outre, le conseil municipal a porté de 25 à 100 millions la somme qui serait empruntée dans une période de plusieurs années, pour l'affecter aux dépenses des travaux neufs des eaux et des égouts. Sur cette somme de 100 millions de francs, 25 millions feraient l'objet d'un premier emprunt, qui serait destiné à exécuter les travaux les plus urgents, et qui serait gagé sur les excédents annuels de recettes provenant tant de la taxe municipale d'écoulement à l'égout que de l'application du régime de l'abonnement obligatoire aux eaux de la ville.

Enfin, pour faciliter aux propriétaires l'exécution dans leurs immeubles des travaux réclamés par l'application du système du *tout à l'égout*, la ville consentirait à faire aux propriétaires, qui le demanderaient, les avances nécessaires ; ces avances seraient remboursées en dix annuités productives d'intérêts à 5 p. 100.

Nous indiquerons, dans la partie de notre étude consacrée à l'eau, les dispositions votées par le conseil municipal concernant l'abonnement obligatoire aux eaux de source.

Pour terminer ce chapitre, il nous reste à dire quelques mots du curage des égouts, c'est-à-dire de cette partie du service qui a pour but de maintenir les galeries souterraines en état constant de propreté.

Le curage s'effectue par les procédés que nous avons indiqués en 1885 : au moyen des bateaux-vannes et des wagons-vannes pour les collecteurs, et pour les égouts élémentaires, à l'aide de pelles et de rabots, auxquels vient se joindre l'action énergique des réservoirs de chasse. Dans certains égouts pourvus d'eau en quantité suffisante, on pousse les sables et les vases en se servant de vannes portatives, appelées mitrailleuses, ou de vannes placées sur des brouettes et qui ont reçu le nom de brouettes-mitrailleuses. L'emploi de ces engins, qui s'est développé depuis ces dernières années, a permis de supprimer presque complètement les extractions de sables effectuées par les regards, et qui constituaient des opérations fort coûteuses et gênantes pour la circulation dans les voies publiques.

Les dépenses de curage et d'entretien des égouts s'élèvent aujourd'hui à la somme annuelle de 2,249,900 fr., qui fait ressortir le prix des curages à 1,460 fr. par kilomètre. Ce chiffre est inférieur de 140 fr. au prix de 1,600 fr. que l'on payait en 1860. Cette diminution est due tout à la fois aux améliorations de détail apportées dans l'état des égouts défectueux et à l'application des mesures que nous avons indiquées concernant l'établissement des réservoirs de chasse et des récipients mobiles au-dessous de certaines bouches d'égout, le remplacement progressif des empierrements des chaussées par du pavage en bois, etc., mesures qui ont toutes pour résultat d'empêcher la stagnation de matières encombrantes dans les égouts. Mais il est à présumer que l'adoption définitive du système du *tout à l'égout* exigera un nettoyage encore plus fréquent des galeries souterraines et occasionnera par suite une augmentation assez notable des crédits affectés à cette opération.

VI.

ASSAINISSEMENT DE LA SEINE.

Nous savons que la presque totalité des eaux des égouts de Paris se déversent dans la Seine, en dehors de la capitale, à Asnières et à Saint-Denis, et que cet état de choses, qui infecte la rivière dans une grande partie de son parcours jusqu'à Mantes, a obligé la ville de Paris à tenter des essais d'épuration de ces eaux contaminées par l'action d'un sol suffisamment perméable, suivant le système appliqué depuis long-temps avec succès dans certaines villes de l'étranger.

Nous savons aussi que ces essais, entrepris en 1867 sur le territoire de la presqu'île de Gennevilliers, ont complètement réussi, à tel point que la surface irriguée, qui était de 600 hectares en 1885, atteint aujourd'hui près de 900 hectares épurant environ 30 millions de mètres cubes d'eaux d'égout par an.

Mais le volume total des eaux d'égout étant annuellement de 133 millions de mètres cubes, l'administration a dû chercher d'autres emplacements que l'on pût irriguer, pour continuer et compléter l'œuvre de l'assainissement de la Seine.

C'est dans ce but que la ville avait choisi en 1875 des terrains domaniaux, d'une contenance de 1,100 hectares situés dans la partie basse de la forêt de Saint-Germain, près de la commune d'Achères et absolument appropriés à cet usage.

Le projet de loi qui devait autoriser l'exécution des travaux et ratifier la convention passée avec l'État pour la location des terrains domaniaux, fut présenté par le Gouvernement à deux reprises différentes, les 19 février 1885 et 18 mars 1886, mais la discussion, longtemps ajournée, ne commença que le 17 janvier 1888. A la suite de débats approfondis, qui n'occupèrent pas moins de 16 séances, tant à la Chambre des députés qu'au Sénat, et malgré une opposition très vive de la part d'un certain nombre de représentants, le projet, assez profondément modifié, fut définitivement adopté le 25 février 1889, plus de quatre ans après sa première présentation.

Enfin, le 4 avril 1889 était promulguée la loi qui autorisait la ville

de Paris à poursuivre l'extension des irrigations de ses eaux d'égout
sur les terrains d'Achères.

Aux termes de cette loi et de la convention qui y est annexée, les
travaux nécessaires pour la conduite des eaux d'égout de Paris dans
la presqu'île de Saint-Germain sont déclarés d'utilité publique, et l'État
loue à la ville de Paris pour une période de 20 ans, à l'effet de servir
de champ d'irrigation, une surface de 799 hectares, comprenant les
fermes de la Garenne et de Fromanville, ainsi que les tirés de la
forêt de Saint-Germain, moyennant un loyer annuel de 98,400 fr.
Il est stipulé : 1° que la ville ne pourra répandre ses eaux que sur les
parties du sol mises en culture, sans préjudice de l'utilisation sur
d'autres points par elle-même ou par des concessionnaires, au moyen
des traitements chimiques ou d'un canal dans la direction de la mer,
ou de toute autre façon ; 2° qu'elle ne pourra pour la culture répandre
sur le sol qu'un maximum de 40,000 mètres cubes d'eau par hectare
et par an, sans former de mare stagnante, ni opérer le déversement
d'eaux d'égout non épurées en Seine dans la traversée du département de
Seine-et-Oise, sauf les cas de force majeure ; 3° que l'exécution de ces
prescriptions et la limite de saturation des terres seront contrôlées par
une commission permanente de cinq experts nommés, l'un par le ministre de l'agriculture, un autre par le conseil général de la Seine, un
troisième par le Conseil général de Seine-et-Oise, un quatrième par le
ministre des finances, et un membre du comité consultatif d'hygiène
de France nommé par ses collègues, et enfin que ces experts adresse-
ront tous les six mois aux ministres de l'agriculture et des finances un
rapport qui sera inséré au *Journal officiel*.

Comme on le voit, la loi du 4 avril 1889 a entouré les opérations
d'irrigation des eaux d'égouts de toutes les garanties propres à calmer
les appréhensions des habitants des communes de Saint-Germain et de
Maisons-Laffitte, qui protestaient avec la dernière violence contre les
projets de l'administration, en prétendant que le champ d'épuration
d'Achères deviendrait un marais pestilentiel, apportant les germes de
toutes les maladies contagieuses et causant par suite la ruine des localités avoisinantes. Nous avons déjà réfuté ces assertions, qui ne reposent sur aucun fondement, ainsi que l'ont démontré d'ailleurs les débats
qui ont eu lieu au Parlement, et ainsi que l'atteste de la façon la plus

éclatante la prospérité toujours croissante de la commune de Gennevilliers, dans laquelle les irrigations ne cessent d'être pratiquées depuis bientôt un espace de 24 ans. Les terrains autrefois incultes de
cette commune ont été transformés, à la grande satisfaction des habitants et sans aucun inconvénient pour la salubrité, en champs fertiles,
qui sont affectés aux cultures les plus diverses, depuis les céréales et
les légumes de toute sorte jusqu'aux arbustes et aux fleurs les plus
variées. Les habitants des communes voisines de la presqu'île de Saint-
Germain peuvent donc être rassurés. Les irrigations opérées par la
ville, non seulement ne leur causeront aucun dommage, mais elles auront pour effet de transformer en prairies luxuriantes les terres arides
et sablonneuses de cette partie de la forêt Saint-Germain.

Pour donner satisfaction aux réclamations dont nous venons de parler, la loi du 4 avril 1889 a fait subir au projet primitif des changements importants, consistant dans la réduction de la surface irrigable,
qui n'est plus que de 799 hectares au lieu de 1,100, et dans la diminution du volume d'eaux d'égout à répandre par hectare et par an, qui
a été ramené de 50,000 à 40,000 mètres cubes.

Dans ces conditions, l'administration a dû modifier son projet, de
manière à compléter l'opération d'Achères, d'une part, en utilisant à
un moment donné les terrains disponibles d'une contenance de 450 hectares, dont elle est propriétaire à Méry-sur-Oise et qui avaient été autrefois destinés à l'établissement d'un grand cimetière parisien, et
d'autre part, en prenant les dispositions nécessaires pour envoyer une
partie des eaux d'égout sur les champs d'un grand nombre de cultivateurs des communes d'Herblay, de Pierrelaye, d'Éragny, de Saint-Ouen-
l'Aumône, etc., qui en font la demande depuis déjà longtemps. A cet
effet, le tracé de l'aqueduc, qui doit amener les eaux sur le domaine
d'Achères, a été reporté un peu plus au nord, de façon à se rapprocher
de Méry-sur-Oise, et on a prévu sur le parcours de la conduite l'établissement d'une usine de relais qui élèverait les eaux d'égout à une
altitude suffisante pour pouvoir les refouler sur les terrains des cultivateurs, situés à quelque distance de l'aqueduc.

D'après le projet, soumis à l'enquête du titre II de la loi du 3 mai
1841, l'aqueduc partirait de l'usine actuelle de Clichy, traverserait la
Seine en siphon et déboucherait à Asnières sur la rive gauche de la
rivière ; ensuite l'aqueduc traverserait Asnières et Colombes jusqu'à

l'extrémité du Petit-Gennevilliers, près de l'île Marante, où serait installée l'usine de relais qui élèverait les eaux d'égout à l'altitude de 57^m,75. A partir de cette usine, la conduite franchirait une seconde fois la Seine, en face d'Argenteuil, non plus en siphon, mais au moyen d'un pont qui servirait également à la circulation des piétons et des voitures, puis traverserait Argenteuil pour aboutir à cette altitude de 57^m,75, qui formerait le point culminant du tracé, d'où les eaux seraient refoulées de manière à permettre d'étendre les limites du champ d'épuration. Après avoir traversé Argenteuil, Cormeilles et le Val-d'Herblay, l'aqueduc franchirait pour la troisième fois la Seine au moyen d'un siphon et pénétrerait enfin sur les terrains d'Achères.

La section de l'aqueduc est calculée de manière à pouvoir écouler un volume d'eau de 550,000 mètres cubes.

La longueur du tracé sera de 15,286 mètres, comprenant 466 mètres pour le siphon entre Clichy et Asnières, 4,920 mètres de conduite libre en tranchée depuis Asnières jusqu'au Petit-Gennevilliers, 2,700 mètres de conduite forcée à partir du Petit-Gennevilliers jusqu'à l'altitude de 57^m,75 ; 6,500 mètres de conduite libre, en tranchée, souterrain, arcades et viaduc depuis cette altitude jusqu'au Val-d'Herblay et 700 mètres de conduite forcée depuis le Val jusqu'au domaine d'Achères.

Dans son parcours, l'aqueduc franchira trois fois la Seine, comme nous l'avons vu, et passera quatre fois sous la voie ferrée (chemin de fer de Paris à Argenteuil, de grande ceinture et d'Argenteuil à Mantes).

Le siphon sous la Seine sera en fonte et revêtu extérieurement d'une chape en mortier de ciment. Les conduites libres seront construites en maçonnerie de meulière avec un diamètre de 3 mètres. Les conduites forcées ou siphons seront en fonte et doubles, avec un diamètre variant entre 0^m,80 et 1^m,10, suivant leur situation, et renfermées dans des galeries en maçonnerie de meulière de dimensions suffisantes pour pouvoir y mettre au besoin deux autres siphons semblables. Enfin, le viaduc, qui sera établi à la traversée de la vallée du chemin de Montigny à La Frette, sera construit en maçonnerie avec 13 arches de 8 mètres d'ouverture chacune.

La dépense totale de l'opération d'Achères s'élève à 10,500,000 fr. Une première somme de 900 000 fr. a déjà été employée pour les études préparatoires et le paiement des indemnités d'expropriation. La plus grande partie de la dépense, soit 9,600,000 fr., serait prélevée sur l'emprunt de 25 millions dont nous avons parlé dans le chapitre précédent. L'exécution des travaux de l'aqueduc est donc subordonnée à l'adoption des mesures relatives à la transformation du système de vidange et à l'établissement de la taxe municipale obligatoire, qui en serait la conséquence.

Il y a tout lieu de penser que, lorsque l'opération d'Achères aura été complétée par l'extension des irrigations sur le domaine de Méry-sur-Oise ainsi que sur les terrains de la culture libre, qui demande à utiliser les eaux d'égout, l'œuvre de l'assainissement de la Seine, poursuivie depuis si longtemps, sera enfin terminée.

VII.

EAU.

Depuis l'année 1855, le programme adopté par l'administration municipale pour l'alimentation de Paris en eau consiste : 1° à séparer le service public du service privé, en affectant une canalisation spéciale à chacune de ces branches de la distribution ; 2° à amener dans la capitale des eaux de source, captées à leur origine et en quantité suffisante, pour le service privé, c'est-à-dire pour la consommation et les usages domestiques ; 3° à réserver les eaux de rivière pour les services public et industriel et pour divers besoins de la salubrité.

L'exécution de ce programme a été poursuivie avec persévérance, et nous pouvons dire aujourd'hui qu'il est sur le point d'être presque complètement réalisé.

Nous allons indiquer aussi brièvement que possible les modifications et les améliorations apportées depuis notre étude de 1885, aussi bien dans le service public que dans le service privé de distribution d'eau.

Service public.

Comme nous l'avons dit dans notre étude de 1885, la ville est divisée, au point de vue de l'alimentation en eau du service public, en trois zones, inférieure, moyenne et supérieure, correspondant aux différences d'altitude du sol parisien.

La zone inférieure était uniquement desservie en eau d'Ourcq. Mais, par suite de leur grand éloignement du bassin de la Villette, les parties basses des quartiers ouest de la rive gauche et notamment du 15e arrondissement, où se trouvent de nombreuses industries, ne recevaient qu'une alimentation insuffisante. Pour remédier à cet inconvénient, on a établi en 1888, quai de Javel, 19, une usine à vapeur de la force de 100 chevaux, qui élève par jour un volume de 10,000 mètres cubes d'eau prise en Seine et refoulés dans un nouveau réservoir, construit rue de l'Abbé-Groult, n° 125, à la cote 50. Ce réservoir comprend deux compartiments pouvant emmagasiner un volume total de 6,500 mètres cubes.

L'alimentation de la zone moyenne a été améliorée par la création en 1888 d'une usine à vapeur sur le quai de la Râpée, à l'angle de l'avenue Ledru-Rollin. Cette usine, de la force de 600 chevaux, peut elever quotidiennement un volume de 50,000 mètres cubes d'eau de Seine puisée à la cote 27^m,30 et refoulée, jusqu'à concurrence de 26,000 mètres cubes, dans les réservoirs de Charonne, sis rue des Prairies, à la cote 80^m,73, et pour le surplus, soit 24,000 mètres cubes, à une distance de 6 kilomètres, dans une usine de relais, située place Saint-Pierre, à la cote 83^m,50. Nous remarquerons que l'usine du quai de la Râpée sert à alimenter non seulement la zone moyenne, mais aussi la zone supérieure de Paris.

Enfin, la zone supérieure, jusqu'alors desservie exclusivement en eau de Marne, a été également complétée au point de vue de la distribution. D'abord on a installé en 1885, dans l'usine de Saint-Maur, une nouvelle machine à vapeur, qui peut élever 20,000 mètres cubes d'eau de Marne, lesquels viennent s'ajouter aux 70,000 mètres cubes déjà refoulés dans les bassins inférieurs de Ménilmontant, à la cote 100^m,20. En outre, on a établi en 1890, sur la place Saint-Pierre, l'usine de relais dont nous venons de parler, et qui, sur les 24,000 mètres cubes qu'elle reçoit de l'usine du quai de la Râpée, en refoule 20,000 mètres cubes tant dans les réservoirs de Passy, à la cote 75^m,33, que dans la canalisation générale, et 4,000 mètres cubes dans l'étage inférieur du nouveau réservoir établi sur le sommet de la butte Montmartre, à la cote 127^m,30. Cette usine de relais a remplacé les deux petites usines installées, l'une dans le passage Cottin et l'autre près du canal Saint-Martin.

Le sommet de Belleville a reçu aussi un renfort d'alimentation à partir de l'année 1888, par suite du remplacement des deux machines à vapeur établies dans l'usine de relais de la rue Darcy par deux machines nouvelles plus puissantes, de la force de 150 chevaux, qui refoulent dans les réservoirs inférieurs de la rue du Télégraphe, à la cote 131^m,10, 12,000 mètres cubes d'eau de Marne puisés dans les réservoirs de Ménilmontant.

L'ensemble des travaux exécutés pour l'amélioration du service public représente une dépense de plus de 8 millions de francs.

L'augmentation du volume d'eau pour les besoins du service public et industriel, résultant de l'exécution de ces travaux, est de 90,000 mètres cubes, dont 70,000 mètres cubes d'eau de Seine, et 20,000 mètres cubes d'eau de Marne, qui viennent s'ajouter aux 380,000 mètres cubes dont on pouvait déjà disposer, pour former un total de 470,000 mètres cubes, ainsi répartis :

1° Canal de l'Ourcq	130,000 mètres cubes.
2° Seine.	240,000 —
3° Marne.	90,000 —
4° Source d'Arcueil	2,000 —
5° Puits artésiens	8,000 —
Total égal	470,000 mètres cubes.

En tenant compte des pertes provenant des fuites sur la canalisation et qui sont évaluées à 14 p. 100 du total, le volume d'eau réellement distribué est de 405,000 mètres cubes représentant, pour une population de 2,300,000 habitants, une quantité consommée de 176 litres par personne et par jour. Ce chiffre peut être considéré comme par-

faitement suffisant pour assurer pendant un assez long temps les besoins du service public et industriel.

Service privé.

Le service privé, c'est-à-dire le service des eaux de source, ne comprend que deux zones, alimentées en 1885 : la zone inférieure en eau
de la Vanne (110,000 mètres cubes) et la zone supérieure en eau de la
Dhuis (20,000 mètres cubes), étant rappelé que l'usine de la place de
l'Ourcq envoie, quand il est nécessaire, dans la canalisation de la
Dhuis, un volume d'eau de 20,000 mètres cubes prélevés sur la canalisation de la Vanne, pour satisfaire à l'alimentation des quartiers hauts
de Paris.

Depuis l'année 1885, quelques modifications ont été apportées dans
le service de distribution.

D'abord les sources de Cochepies, qui émergent dans un vallon
crayeux, près de Villeneuve-sur-Yonne, ont été amenées dans la conduite de la Vanne au moyen d'un aqueduc de dérivation de neuf kilomètres et demi et d'une usine élévatoire, construite à Maillot, qui a
élevé un volume d'eau de 20,000 mètres cubes, portant ainsi à
130,000 mètres cubes la quantité d'eau distribuée par l'aqueduc de la
Vanne. La dépense en résultant a été de près de 3 millions de francs.

En outre, l'usine de relais de la place Saint-Pierre puise dans la canalisation de la Dhuis 7,000 mètres cubes d'eau de source pour les
refouler dans les étages moyen (cote 132^m) et supérieur (cote 136^m)
du réservoir de Montmartre. Ce réservoir, dont nous avons déjà parlé
à propos du service public, a été établi en 1890 à l'angle des rues
Azaïs et Saint-Éleuthère, à côté de l'église du Sacré-Cœur, pour remplacer le réservoir Saint-Éleuthère. En raison de sa situation élevée
sur le sommet de la butte Montmartre, qui permet de l'apercevoir de
différents points de Paris, ce réservoir a été construit avec un certain
caractère monumental, que les ouvrages de cette nature ne comportent
pas habituellement.

En troisième lieu, un volume de 6,000 mètres cubes d'eau de la
Dhuis est prélevé dans les bassins supérieurs des réservoirs de Ménilmontant par l'usine de relais de la rue Darcy, qui les refoule dans

l'étage supérieur du réservoir de la rue du Télégraphe, à la cote 134^m,10 pour l'alimentation du sommet de Belleville.

Enfin, on a établi en 1888, près du réservoir de Montrouge, rue de la Tombe-Issoire, 113, une petite usine de relais de 25 chevaux, qui élève dans une bâche en tôle, placée à 87 mètres d'altitude, un volume de 2,000 mètres cubes d'eau de la Vanne, destinée à desservir certaines parties trop élevées des 13e, 14e et 15e arrondissements que ne pouvait atteindre l'eau du réservoir de Montrouge, situé à la cote 80^m.

Les 150,000 mètres cubes d'eau de source provenant de la Dhuis et de la Vanne, complétés par les sources de Cochepies, ne représentent, déduction faite des fuites sur la canalisation, qu'un volume de 120,000 mètres cubes réellement distribués, et par suite, une consommation, par personne et par jour, de 50 litres environ pour les usages domestiques, sans parler des prélèvements, qui réduisent encore cette quantité, pour les besoins des commerces d'alimentation, le service des bornes-fontaines, des bouches d'incendie et des ascenseurs.

Cette quantité maxima de 50 litres par personne est déjà insuffisante en temps ordinaire, mais elle l'est absolument durant l'été, alors que la consommation augmente pendant que le débit des sources diminue. En outre, les accidents qui se produisent parfois dans les aqueducs et les réservoirs sont également une cause d'arrêt dans la distribution de l'eau. Ces circonstances obligent l'administration à remplacer pendant des périodes plus ou moins longues l'eau de source par l'eau de rivière, au grand mécontentement de la population. L'eau de rivière en effet est regardée aujourd'hui comme suspecte par les hygiénistes, qui la considèrent comme le véhicule le plus assuré des maladies infectieuses, notamment de la fièvre typhoïde. Ils rappellent que, pendant ces dernières années, les décès typhoïdiques ont augmenté chaque fois que l'on a substitué l'eau de rivière à l'eau de source et que, dans la ville de Vienne, la capitale de l'Autriche, la fièvre typhoïde a disparu depuis que les habitants ne consomment plus que de l'eau de source.

Poussée par le sentiment à peu près unanime de la population parisienne, l'administration se trouvait donc obligée de chercher à augmenter la quantité d'eau absolument pure mise à la disposition des habitants.

Il n'y avait pas à songer à amener de nouvelles sources dans l'aqueduc de la Vanne, qui est juste suffisant pour le volume d'eau qu'il transporte, ni à filtrer à travers le sable les eaux de rivière. Ce système a de graves inconvénients : le filtrage laisse passer les substances dissoutes dans l'eau des pluies ainsi que les microbes infectieux ; l'eau est froide en hiver et chaude en été ; enfin les filtres donnent lieu à des réparations continuelles et à un entretien des plus coûteux.

On avait également parlé de l'établissement dans les maisons de deux canalisations, affectées l'une à l'eau de source pour la boisson, et la seconde à l'eau de rivière pour tous les autres usages domestiques. Outre que ce système entraînerait une dépense de plus de 130 millions et demanderait une période de dix années pour son exécution, il aurait le sérieux inconvénient de créer une confusion presque certaine entre les deux natures d'eau mises à la disposition de personnes ignorantes ou peu soigneuses.

Restait donc, comme solution unique du problème, l'adduction de nouvelles eaux de source.

C'est dans ce but que la ville de Paris a acquis en 1885 quatre groupes de sources, situés, le premier en Bourgogne (110,000 mètres cubes), le second dans la vallée du Loing (30,000 mètres cubes), le troisième sur le plateau de la Brie, les sources de la Voulzie et du Durteint (120,000 mètres cubes), et le quatrième en Normandie, dans la vallée de l'Avre, les sources de la Vigne et de Verneuil (120,000 mètres cubes).

Les sources de la Bourgogne, situées à 200 kilomètres de Paris, ne peuvent servir pour le moment, à raison de leur trop grande distance ; elles constituent une réserve pour l'avenir. Les sources du Loing ne sont pas assez abondantes ; en outre, elles ne sont qu'à l'altitude de 66 mètres et leur adduction nécessiterait de coûteuses machines élévatoires.

Les deux derniers groupes de sources, celui de la Brie et celui de la Normandie, situés l'un à l'est, l'autre à l'ouest, à peu près à la même distance de 100 kilomètres de Paris, et débitant le même volume de 120,000 mètres cubes d'eau, avec une pente à peu près égale, auraient pu être utilisés pour former une double dérivation qui aurait eu l'avantage non seulement d'augmenter de 240,000 mètres cubes la quantité d'eau de source à distribuer, mais aussi de diminuer les risques d'interruption du service, en cas d'accident ou pour toute autre cause. L'administration avait eu primitivement l'intention d'exécuter cette double dérivation, mais elle a dû renoncer à ce projet, d'une part à cause de l'importance de la dépense qui n'était pas moindre de 67 millions, et d'autre part en raison de l'impossibilité de s'emparer des sources de la Voulzie et du Durteint, sans porter un préjudice sérieux à la ville de Provins qui est alimentée par ces deux rivières.

Dans cette situation, il a fallu ne penser qu'à exécuter la dérivation des sources de la Vigne et de Verneuil ; c'est ce projet qui a été définitivement adopté et dont l'exécution a été autorisée par la loi du 5 juillet 1890.

Avant d'aller plus loin, nous devons dire quelques mots des objections que ce projet a soulevées de la part des habitants de la vallée de l'Avre.

Aussitôt après l'achat des sources par la ville de Paris, une émotion très vive s'est emparée des habitants de certaines communes du département d'Eure-et-Loir, qui ont manifesté bruyamment leur intention de s'opposer, par tous les moyens possibles, à la dérivation projetée. Des résistances locales se sont organisées, des polémiques violentes ont éclaté, des menaces ont été proférées, et l'on s'est même porté à des voies de fait contre un agent de l'administration parisienne qui procédait à des opérations sur le terrain. En réalité, cette opposition ardente et passionnée manque de fondement sérieux ; la dérivation des sources de l'Avre ne sera pas, comme on l'a prétendu, une cause de ruine pour la région intéressée, et les dommages qui pourront être causés seront amplement réparés. Il suffit d'ailleurs, pour s'en rendre compte, d'examiner avec un esprit impartial et réfléchi les objections qui ont été présentées.

Ces objections sont basées sur le préjudice que la dérivation des sources causerait aux intérêts locaux, au triple point de vue de l'hygiène, de l'agriculture et de l'industrie de la région.

Les enquêtes ont prouvé surabondamment qu'il resterait toujours assez d'eau dans la rivière de l'Avre pour que l'hygiène ne pût être compromise, si peu que ce fût. En effet, si la dérivation fait perdre à l'Avre 1,280 litres par seconde, cette rivière conservera encore 1,140 litres par seconde au-dessous de son confluent avec la Vigne, 2,240 litres par seconde entre la Vigne et l'Eure et 4,240 litres par seconde en amont de son confluent avec l'Eure. Nous ajouterons que l'Eure ne perdra que $1/10^e$ à $1/20^e$ de son débit total qui est de 12,000 litres à son confluent avec l'Avre, et de 19,000 litres entre le confluent de l'Avre et la ville de Louviers.

Il est vrai que la petite rivière de la Vigne sera tarie complètement, mais les quelques infiltrations d'eau qui pourraient encore se produire ne causeront aucune stagnation, en raison de la perméabilité du sol.

On a reconnu que l'agriculture éprouverait un certain préjudice. Les prairies situées dans la vallée de l'Avre, d'une surface de 900 hectares environ, reçoivent actuellement un volume de 31,000 mètres cubes par hectare et par an. Par suite de la dérivation, ce volume sera naturellement réduit, mais la quantité déversée de 31,000 mètres cubes est excessive, et les agriculteurs pourraient sans inconvénient la restreindre, et, dans tous les cas, la remplacer avec avantage par des engrais et des amendements. Cependant la ville de Paris, reconnaissant l'existence du dommage causé, a déclaré hautement, bien qu'elle fût absolument libre de détourner le cours des sources sans indemnité pour les riverains (art. 641, 642 et 643 du Code civil), qu'elle était prête à indemniser les irrigants, et d'ailleurs la loi du 5 juillet 1890 lui en a fait une obligation.

Enfin les usines, établies au nombre de 40 environ le long de la rivière et occupant près de 2,500 ouvriers, perdront nécessairement une partie de leur force motrice. Mais les industriels atteints par la dérivation recevront, comme les irrigants, de larges indemnités qui leur permettront de remplacer par des moteurs à vapeur la force hydraulique enlevée, qui est évaluée à 318 chevaux. Aucun trouble ne sera donc apporté, ainsi qu'on l'avait prétendu, à l'industrie de la région, qui trouvera dans le capital alloué par la ville de Paris un nouvel élément de vitalité, et la population ouvrière de la vallée de l'Avre continuera à pouvoir travailler, comme par le passé, sans changer de pays ni d'habitudes.

D'un autre côté, la ville de Paris s'est engagée à donner de l'eau en quantité suffisante aux communes qui seraient troublées dans la jouissance et l'usage de l'eau pour les divers besoins des habitants. C'est ainsi qu'elle a déjà alloué à la commune de Rueil-la-Gadelière (450 habitants), sur le territoire de laquelle se trouvent une partie des sources dérivées, une somme de 36,000 fr., dont 30,000 fr. pour la privation de jouissance des sources et 6,000 fr. pour la construction d'un lavoir et d'un abreuvoir. Des faveurs analogues seront accordées aux autres communes intéressées.

Une dernière objection a été formulée sur le régime des sources qui ne seraient pas de véritables sources, mais simplement la réapparition à la surface du sol du cours souterrain de l'Avre, dont les eaux disparaissent dans des sortes de gouffres ou bétoires en amont de la ville de Verneuil, de telle sorte que les sources auraient pu être polluées par les riverains de la partie supérieure de l'Avre. Or, il résulte des expériences faites par un pharmacien d'Évreux, à l'aide d'une matière colorante verte, la fluorescine, et dont on avait jeté 3 à 5 kilogrammes dans un bétoire situé à 8 kilomètres en amont des sources de la Vigne, que la coloration verte ne s'est montrée qu'après un laps de temps de 65 heures dans quelques-unes de ces sources. Ces expériences démontrent simplement qu'il existe une certaine communication entre les bétoires et quelques-unes des sources, et que les eaux des bétoires peuvent arriver jusqu'aux terrains superficiels à travers lesquels passent les eaux des sources. Mais ces eaux ont un caractère si différent des eaux des bétoires, que les premières ont une température constante de 11 degrés, tandis que les secondes suivent toutes les variations de la température atmosphérique, que le degré hydrotimétrique des sources est d'environ 18 degrés, alors qu'il ne s'élève qu'à 7 degrés pour les eaux de la rivière, et enfin que le volume d'eau engouffré par les bétoires est dans de grandes proportions inférieur au débit des sources, 250 litres contre 1,700 litres par seconde. Ces observations prouvent donc de la façon la plus éclatante que les sources de la Vigne sont bien réellement de véritables sources et nullement la réapparition de la rivière de l'Avre. Aucun doute n'est possible à cet égard.

Ainsi qu'on peut le voir, les objections opposées au projet par les habitants de la vallée d'Avre présentent un caractère d'exagération manifeste que peut seule expliquer la surexcitation des esprits trompés sur la nature des intentions de la ville de Paris.

Les résistances que l'on oppose aujourd'hui au projet de dérivation des sources de l'Avre sont de la même nature que celles qui s'étaient produites autrefois lors des dérivations de la Dhuis et de la Vanne, et qui sont tombées aussitôt après le commencement des travaux d'exécution. Comme l'a dit avec juste raison M. l'inspecteur général Humblot, tous ces fantômes, qui s'étaient dressés pour empêcher les précédentes dérivations, se sont évanouis devant la simple clarté des faits. Il en sera de même pour la dérivation des sources de l'Avre.

Il ne faut pas oublier, d'ailleurs, qu'il s'agit d'une œuvre d'intérêt général, que Paris n'est pas une ville ordinaire, mais la capitale de la France, le siège du Gouvernement et des Chambres, et qu'il reçoit dans ses casernes, ses lycées, ses ateliers, en un mot dans tous ses établissements publics, un nombre considérable d'habitants de la province, sans parler de ceux qui y séjournent pour leurs affaires ou leurs plaisirs. On ne peut pas laisser compromettre plus longtemps la santé publique dans une agglomération de plus de 2,300,000 habitants, dont l'état sanitaire importe à la France entière, en raison des rapports constants que Paris entretient avec toutes les parties du territoire.

Le projet de dérivation des sources fut soumis aux enquêtes réglementaires à la fin de l'année 1887 et reçut l'approbation du conseil d'hygiène de la Seine et du comité consultatif d'hygiène publique de France. Présenté une première fois le 12 juin 1888 par le Gouvernement à la Chambre des députés, ce projet ne put être discuté en temps utile pendant la précédente législature, et ce n'est qu'après une seconde présentation par le Gouvernement, le 10 décembre 1889, que le Parlement put l'adopter : la Chambre des députés dans la séance du 24 février 1890, et le Sénat dans la séance du 19 juin suivant. La loi d'autorisation a été promulguée le 5 juillet 1890.

Aux termes de cette loi, la ville de Paris est autorisée à procéder au captage des quatre sources dénommées les fontaines du Nouvet, d'Érigny, des Graviers et des Foisys, dans la vallée de la Vigne, et de la source du Breuil, dans la vallée de l'Avre, et à exécuter les travaux de dérivation de ces sources jusqu'à Paris, sous la double condition que le volume des eaux dérivées ne devra pas excéder 1,280 litres par seconde, représentant exactement 110,592 mètres cubes par 24 heures et que la ville indemnisera les propriétaires qui se servent des eaux émanant de ces sources, des dommages qui leur seront occasionnés, soit pour la mise en mouvement de leurs moulins et usines, soit pour l'irrigation de leurs terres, soit pour toutes autres causes.

L'intérêt que cette question présente pour les habitants de Paris nous engage à entrer dans quelques détails sur l'économie de la loi du 5 juillet 1890.

Les sources situées dans la vallée de l'Avre, en Normandie, sont au nombre de cinq, dites de la Vigne et de Verneuil, qui réunissent les meilleures conditions de l'eau potable. Ces sources sortent de la craie blanche; leur température constante est de 10 à 11 degrés; leur titre hydrotimétrique, c'est-à-dire la proportion des sels calcaires contenus dans l'eau, ne dépasse pas 19 degrés et elles ne renferment que 7 milligrammes de matières organiques. Enfin elles sont à une altitude de 150 mètres, suffisante pour arriver à Paris par le seul fait de la gravitation et seulement à une distance de 102 kilomètres de la capitale.

Quatre de ces sources se trouvent sur la commune de Rueil-la-Gadelière, dans le département d'Eure-et-Loir; elles se réunissent, après un parcours de 2 kilomètres, pour former le ru de la Vigne qui se jette dans l'Avre, affluent de l'Eure. La cinquième source, celle du Breuil, est située sur le territoire de la commune de Verneuil, dans le département de l'Eure, et ses eaux se rendent également dans la rivière de l'Avre.

Ces cinq sources, qui se présentent sous l'aspect de larges nappes s'étendant au milieu de prairies, sont éloignées de toute habitation. Elles vont être captées, à leur point d'émergence, aussi profondément que possible, et seront amenées chacune dans un aqueduc spécial, dont le développement sera de 3 kilomètres, pour ne former ensuite qu'une conduite unique jusqu'à Paris.

Cette conduite partira de l'altitude de 146 mètres pour aboutir sur les collines de Montretout, à la cote de 107 mètres, après un parcours de 102 kilomètres, avec une pente moyenne de $0^m,40$ par kilomètre, répartie inégalement entre les conduites libres et les siphons; elle sera de $0^m,30$ à $0^m,40$ pour les premières et de $1^m,20$ pour les secondes.

L'aqueduc principal suivra d'abord à flanc de coteau la rive droite de l'Avre jusqu'à l'Eure et traversera ensuite cette dernière rivière au delà de Dreux, près de Montreuil. Puis, après avoir contourné la partie sud de la forêt de Dreux, l'aqueduc se développera sur le plateau du Mantois en formant une ligne sinueuse qui coupera la vallée de la Vesgre, affluent de l'Eure, au nord de Houdan, ensuite celle de la Mauldre, affluent de la Seine et le petit vallon du Ru-Maldroit, affluent de la Mauldre. Plus loin, la conduite s'engagera dans un autre vallon secondaire, où coule le ru de Gally, en s'y maintenant jusqu'à l'extrémité nord-ouest du grand parc de Versailles, vers la porte de Bailly; là, elle entrera en souterrain pour n'en sortir qu'à Villeneuve, et, après avoir cheminé au nord de Saint-Cloud, elle aboutira au réservoir qui sera construit sur les collines de Montretout.

Dans son parcours, l'aqueduc traverse les trois départements de l'Eure, d'Eure-et-Loir et de Seine-et-Oise, et cinq fois la voie ferrée, dont deux fois le chemin de fer de Paris à Granville et une fois les chemins de fer de Dreux à Rouen, de la Grande-Ceinture et de l'Étang-la-Ville à Saint-Cloud.

La longueur totale de la conduite libre (en tranchée, en souterrain, en relief couvert ou sur arcades) est de 94,620^m,10 et celle des conduites forcées ou siphons est de 7,479^m,10, formant un ensemble de 102,100 mètres.

La section de l'aqueduc sera circulaire avec un diamètre de 1^m,80 ou de 1^m,70, diminuant en sens inverse de la pente ; elle sera construite en maçonnerie de meulière avec un enduit en ciment intérieur de 2 centimètres d'épaisseur et de dimensions suffisantes pour visiter l'ouvrage en bateau.

Les siphons seront construits en fonte avec 1^m,10 de diamètre, et doubles, placés dans des tranchées distinctes pour permettre de remédier à un accident ou d'opérer une réparation à l'un d'eux sans occasionner d'interruption dans le service.

Le réservoir sera construit à l'extrémité du territoire de Saint-Cloud au lieu dit *les Villarmains,* sur des terrains d'une superficie totale de près de 9 hectares. Il sera divisé en trois compartiments à un étage d'une capacité totale de 300,000 mètres cubes, mais un seul de ces compartiments sera construit quant à présent.

L'eau du réservoir sera amenée jusqu'à Paris au moyen d'une conduite en tôle d'acier doux laminé, d'un diamètre de 1^m,50 permettant un débit de 1,800 litres par seconde. Après avoir descendu le coteau de Saint-Cloud, cette conduite franchira la Seine sur une passerelle métallique et suivra ensuite le boulevard de Boulogne et la route départementale de Boulogne à Auteuil pour atteindre la porte d'Auteuil, où elle se divisera en trois branches : la première devant gagner le réservoir de Montrouge, la seconde devant suivre les quais de la rive droite du fleuve pour renforcer l'alimentation de toutes les conduites maîtresses d'eau de la Vanne rencontrées sur son parcours et la troisième devant se diriger, d'une part, dans l'étage supérieur du réservoir de Passy, alimenté en eau de la Vanne, et d'autre part sur la place de l'Étoile, pour s'y raccorder avec les ouvrages de distribution des eaux de la Dhuis. Cette troisième branche est la seule qui sera exécutée pour le moment, au moyen d'un tuyau en fonte de 1^m,10 de diamètre, qui se dédoublera à partir de la place Victor-Hugo en deux conduites de 0^m,80 de diamètre.

La vitesse de l'eau dans l'aqueduc sera de 1 mètre par seconde, et par suite, elle mettra environ 30 heures pour aller des sources au réservoir.

La dépense totale de l'opération de la dérivation est évaluée à 35 millions de francs et les frais d'entretien et de fonctionnement à 50,000 fr. par an. Dans ces conditions, le prix du mètre cube d'eau des sources de l'Avre reviendra à 0^f,0493, moins cher que le prix de la Dhuis qui monte à 0^f,13, et que celui de la Vanne qui est de 0^f,0608.

Les travaux de construction de l'aqueduc et du réservoir sont commencés, et il y a tout lieu d'espérer que l'eau des sources arrivera dans les maisons de Paris dans le courant de l'année 1893.

Obligation de l'abonnement aux eaux de source.

Le volume des eaux de source amenées dans Paris par les dérivations de la Dhuis, de la Vanne et de l'Avre se trouvera ainsi porté à 270,000 mètres cubes, représentant une moyenne de consommation de 95 litres par tête et par jour. L'administration va dès lors pouvoir alimenter toutes les maisons de Paris sans exception en eau potable de bonne qualité et en quantité suffisante pour les besoins du ménage de ses habitants.

Mais il ne suffit pas que l'administration ait la possibilité d'alimenter les maisons en eau de source ; il faut aussi qu'elle en ait le droit dans l'intérêt de la santé et de la vie des habitants. Il est donc nécessaire d'imposer aux propriétaires l'obligation de l'abonnement à l'eau de source et dans des conditions qui permettent aux locataires ou aux occupants d'en profiter.

Ce vœu, formulé depuis de si longues années par tous les hygiénistes, avait fait l'objet d'un des articles du projet de règlement préparé en 1884 par la commission supérieure de l'assainissement et adopté par le conseil municipal dans sa séance du 28 février 1887. Quelque temps avant ce vote, le 22 décembre 1886, le conseil avait renvoyé à l'administration, avec un avis favorable, une proposition d'un de ses membres, M. Deligny, qui tendait à imposer aux propriétaires des maisons de Paris l'obligation de prendre un abonnement aux eaux de source, à raison de 50 litres par personne et par jour.

Dans un premier projet, présenté le 16 mai 1888, l'administration acceptait la proposition de M. Deligny, mais en réduisant la quantité minima obligatoire à 25 litres par habitant et en fixant uniformément à 3 fr. par an le prix de cette fourniture d'eau.

Ce projet fut repoussé après une longue discussion par le conseil municipal, tant à cause du mode d'assiette de l'impôt, qui paraissait donner lieu à des difficultés d'exécution, qu'en raison de la fixation par habitant d'une quantité minima, dont le prix aurait dû être payé alors même que cette quantité n'eût pas été consommée.

En même temps, cette assemblée demandait qu'il fût fait une nouvelle étude de la question, comportant simplement l'obligation de l'abonnement, sans fixation de minimum par habitant.

Le résultat de ces études a été consigné dans un mémoire fort complet et très intéressant, qui est soumis au conseil municipal depuis le 2 avril 1890, et dont nous allons donner un résumé aussi succinct que possible.

Prenant pour base de son système la situation restreinte de l'approvisionnement de Paris en eaux de source, et qui le sera encore pendant une longue période de temps, l'administration a pris toutes les précautions pour modérer la consommation de l'eau, de manière à assurer à chaque habitant les avantages de l'eau de source, et dans ce but elle a augmenté, suivant un tarif progressif, le prix de l'eau employée, à partir d'une certaine quantité considérée comme largement suffisante pour les usages domestiques.

Cette quantité normale est fixée à 25 litres par tête; en réalité elle est au-dessus de la moyenne actuelle, qui n'est que de 15 litres pour les deux tiers des abonnés ; mais il est à présumer que cette moyenne sera dépassée lorsque les locataires auront l'eau à leur disposition à chaque étage, au lieu d'être obligés d'aller la puiser dans la cour des maisons. C'est également ce chiffre de 25 litres qui est admis à Vienne, en Autriche, pour la consommation quotidienne de chaque habitant.

Dans cet ordre d'idées, l'administration a préparé un projet de loi et un projet de règlement pour édicter le principe de l'abonnement obligatoire à l'eau de source et pour déterminer les conditions du nouveau régime d'abonnement.

Aux termes du projet de loi, tous les propriétaires des maisons de Paris sans exception, situées en bordure des voies publiques ou privées, sont tenus d'avoir à chaque étage de leurs maisons un robinet d'eau de source à la disposition constante des personnes qui habitent l'immeuble ou qui y séjournent habituellement pendant tout ou partie de la journée, comme les employés dans les magasins, les ouvriers dans les ateliers, etc., et, par une disposition libérale, la ville de Paris prend à sa charge les frais d'établissement de la conduite d'eau de source dans les voies privées, l'entretien seul restant au compte des propriétaires. L'abonnement serait obligatoire dans un délai maximum de quatre ans pour les propriétaires dont les maisons sont situées en bordure des voies publiques ou privées, qui possèdent une canalisation d'eau de source, et dans un délai d'un an à partir de la pose de cette canalisation pour les autres propriétaires. La sanction de l'obligation consisterait dans la condamnation à une amende, dont le taux serait de 16 à 100 fr., et qui pourrait être appliquée après chaque mise en demeure faite à trois mois de délai, sans préjudice, en cas de récidive, de la condamnation à la prison pendant trois jours au plus. Enfin les prix et les conditions de l'abonnement aux eaux seraient fixés par un règlement voté par le conseil municipal et approuvé par décret rendu en Conseil d'État.

D'après le projet de règlement, les eaux de source devraient être exclusivement consacrées aux besoins du ménage et il serait interdit de les affecter aux usages industriels, à l'arrosage des jardins, au lavage des cours et au service des écuries et des remises. Toutefois, il serait fait une exception pour les industries touchant à l'alimentation ainsi que pour les services qui exigent une permanence ou une importance de pression que ne peut donner l'eau de rivière.

Nous ferons remarquer qu'une prescription de cette nature avait déjà été imposée par un arrêté préfectoral du 22 novembre 1889, rendu après un avis conforme du conseil municipal du 6 juillet 1888.

L'eau ne pourrait être livrée que par l'intermédiaire de compteurs et moyennant un prix dont le taux, à l'inverse du système actuel, augmenterait progressivement au lieu de diminuer, au fur et à mesure de l'augmentation de la consommation. D'un autre côté, le tarif serait différent, suivant qu'il s'agirait de personnes domiciliées dans la maison ou de personnes ne faisant qu'y séjourner, comme les employés et les ouvriers.

Pour les personnes domiciliées, le prix de l'abonnement serait payé d'après le tarif actuel de 120 fr. par an et par mètre cube, lorsque la consommation quotidienne ne dépasserait pas 25 litres par tête, chiffre considéré comme normal. Ce prix de 120 fr. correspondrait à une dépense annuelle de 3 fr. par habitant. Les abonnements qui s'appliqueraient à des quantités supérieures à 25 litres seraient payés à raison, savoir: de 140 fr. le mètre cube représentant une dépense annuelle de 7 fr. les 50 litres par habitant, pour une consommation quotidienne de 25 à 50 litres; de 180 fr. le mètre cube, soit 18 fr. par an les 100 litres, pour une consommation quotidienne de 50 à 100 litres; et enfin de 240 fr. le mètre cube pour une consommation supérieure à 100 litres.

Pour les personnes qui ne font que séjourner dans l'immeuble, les prix du tarif actuel, soit 120 fr. le mètre cube, seraient appliqués lorsque la consommation de l'eau n'excéderait pas 10 litres par personne et ces prix seraient doublés, à raison de 240 fr. le mètre cube, lorsque la consommation excéderait ce chiffre de 10 litres.

Comme ces tarifs varient suivant le nombre et la nature des habitants des maisons et surtout suivant l'importance de la consommation, la population de chaque immeuble serait déterminée contradictoirement entre les propriétaires et les agents de l'administration, d'après la capacité de l'habitation en ce qui concerne les personnes domiciliées, et, quant aux personnes qui ne font que séjourner, d'après les besoins des commerces, industries, etc., exigeant leur présence quotidienne dans l'immeuble. Cette opération, qui peut paraître compliquée au premier abord, n'offre pas en réalité de difficultés sérieuses, attendu qu'elle était pratiquée couramment par la Compagnie des eaux à l'époque où, en l'absence de compteurs, le chiffre de l'abonnement était établi sur estimation. En cas de désaccord, la contestation serait tranchée par trois arbitres désignés, l'un par le préfet de la Seine, l'autre par l'intéressé, le troisième par le président du conseil de préfecture.

Ainsi qu'on peut s'en rendre compte, le nouveau projet de l'administration maintient simplement le principe de l'obligation de l'abonnement aux eaux de source, sans fixation d'une quantité minima par habitant, conformément au désir exprimé par le conseil municipal.

L'application de cette mesure aurait pour effet d'alimenter en eau pure et saine une population d'environ 580,000 habitants, occupant 23,500 maisons, dont la moitié à peu près ne reçoit aucune eau de la distribution publique, tandis que l'autre moitié est alimentée en eau de rivière.

L'abonnement obligatoire aux eaux de source doit donc être considéré comme une œuvre d'humanité sociale et d'hygiène tout à la fois, et nous ne doutons pas que cette mesure soit sanctionnée, après le vote du conseil municipal, par le pouvoir législatif[1].

VIII.

SALUBRITÉ DES CONSTRUCTIONS.

Depuis le décret du 23 juillet 1884, qui a modifié les règlements précédents sur la hauteur des bâtiments et fixé les dimensions minima des cours et des courettes dans l'intérieur des maisons, la seule mesure qui ait été prise concernant la salubrité des constructions est relative à l'écoulement direct des matières de vidange dans les égouts publics.

Nous avons énuméré en 1885 les graves inconvénients que présentent les fosses d'aisances, soit fixes, soit mobiles, qui constituent des réceptacles d'immondices dans les maisons et dont les exhalaisons fétides se répandent dans l'intérieur de l'habitation et empoisonnent

---

1. Ainsi que nous l'avons indiqué en note dans le chapitre relatif aux égouts, le conseil municipal a voté, dans sa séance du 27 janvier 1892, le principe de l'abonnement obligatoire aux eaux de source pour tout propriétaire d'immeuble, dans les conditions que nous avons énoncées, mais avec les modifications suivantes : Le robinet d'eau de source, mis à la disposition des habitants, peut être placé aussi bien à chaque étage que dans *chaque appartement* de l'immeuble. En outre, le délai accordé aux propriétaires pour s'abonner aux eaux de source est réduit à trois ans, à partir de la promulgation de la loi, au lieu de quatre ans, comme le proposait primitivement l'administration. Enfin, les sommes nécessaires pour exécuter les travaux de canalisation peuvent être avancées par la Ville aux propriétaires, qui les rembourseraient en dix ans par annuités productives d'intérêts à 5 p. 100.

Les questions relatives au règlement et aux tarifs de l'abonnement aux eaux ont été réservées pour un examen ultérieur.

l'air extérieur par l'intermédiaire des tuyaux d'évent. Actuellement les fosses fixes sont au nombre de 63,886 et les fosses mobiles au nombre de 17,023. Aussi la commission supérieure de l'assainissement n'a-t-elle pas hésité, en 1884, à voter la suppression des fosses d'aisances ainsi que des appareils diviseurs ou tinettes filtrantes, dont la vidange laisse souvent à désirer, et le remplacement de ces divers systèmes par l'évacuation directe des matières fécales dans l'égout.

Le projet de règlement sur cette question d'assainissement, après avoir fait l'objet d'une enquête favorable dans les vingt arrondissements de Paris, a été adopté en principe par le conseil municipal dans sa séance du 28 février 1887.

Mais, ainsi que nous l'avons dit dans le chapitre relatif aux égouts, ce nouveau système avait été déjà précédemment autorisé, à titre d'essai, dans les voies desservies par des collecteurs à bateaux ou à rails et dans les rues dont les égouts sont munis de réservoirs de chasse convenablement placés. Un arrêté préfectoral du 10 novembre 1886 a déterminé les conditions dans lesquelles pourrait s'effectuer ce mode de vidange. Parmi ces conditions, nous citerons les suivantes : 1° la propriété doit être pourvue d'un branchement particulier d'égout et desservie par les eaux de la ville ; 2° les cabinets d'aisance de la maison doivent être munis de réservoirs ou d'appareils branchés sur la canalisation publique et permettant de fournir dans chaque cabinet une quantité d'eau de 10 litres au minimum par personne et par jour ; 3° des appareils formant fermeture hydraulique et permanente, appelés siphons, sont exigés au-dessous des sièges des cabinets, ainsi qu'à l'origine des tuyaux d'eaux ménagères et d'eaux pluviales et enfin à la sortie de la maison de la conduite générale d'évacuation dans l'égout, de manière à intercepter toute communication d'air entre la maison et l'égout ; 4° une redevance annuelle de 60 fr. est exigée par tuyau de chute avec réduction de moitié, soit 30 fr., quand la maison ne comporte que des logements d'un loyer réel de 500 fr. et au-dessous.

Depuis la mise à exécution de l'arrêté du 10 novembre 1886, le système du *tout à l'égout*, qui avait déjà été appliqué auparavant à titre de tolérance, s'est développé assez rapidement. On compte aujourd'hui 4,600 écoulements directs à l'égout, et ce nombre s'accroît tous les jours, en attendant que la loi projetée rende ce mode d'évacuation obligatoire pour toutes les maisons de Paris.

Le système d'écoulement par appareils diviseurs, dont le nombre est actuellement de 34,500, a été amélioré, en vertu de l'arrêté du 20 novembre 1887, qui a étendu à ce mode d'écoulement des matières les dispositions de l'arrêté du 10 novembre 1886[1].

Ces mesures, quelque importantes qu'elles soient, ne sont que le commencement de la série des dispositions qu'il y aurait lieu de prendre pour assurer la salubrité intérieure des maisons neuves. L'administration a préparé depuis longtemps un projet de réglementation, qui détermine d'une façon précise les obligations imposées aux constructeurs dans l'intérêt de l'hygiène, notamment en ce qui concerne l'établissement des cabinets d'aisances, des fosses d'aisance fixes ou mobiles,

---

1. Par une délibération du 25 mars 1892, le conseil municipal vient d'approuver définitivement, mais avec quelques modifications, le projet de règlement, élaboré en 1884 par la commission supérieure de l'assainissement, et que nous avons reproduit dans notre étude de 1885 (page 50).

Les principales modifications sont les suivantes : 1° la fixation d'une quantité minima de 10 litres d'eau par personne et par jour pour le nettoyage des cabinets d'aisances est supprimée. Le règlement demande seulement que les réservoi, les appareils branchés sur la canalisation soient disposés de manière à fournir *une quantité d'eau suffisante* pour assurer l'évacuation rapide des matières jusqu'à l'égout public ; 2° les appareils, appelés siphons, formant fermeture hydraulique et permanente, ne sont plus exigés, dans tous les cas, au-dessous du siège de chaque cabinet d'aisances ; ces appareils peuvent être remplacés, quand l'installation intérieure de la maison est satisfaisante au point de vue de l'hygiène, par des réservoirs de chasse automatiques, qui seraient placés à la base des tuyaux de chute, au rez-de-chaussée de la maison. Cette mesure a pour but d'économiser l'eau de source, en permettant d'utiliser l'eau de rivière pour les réservoirs de chasse ; 3° un siphon est exigé à l'origine supérieure de chaque tuyau de chute, qui est prolongé au-dessus du toit jusqu'au faîtage de la maison et librement ouvert à sa partie supérieure.

D'autre part, le conseil municipal a modifié, par la même délibération du 25 mars 1892, le tarif de la taxe annuelle précédemment votée le 27 janvier 1892 (p. 108) pour le mode de vidange à l'égout public.
Ce tarif serait fixé de la manière suivante :

10 fr. pour un immeuble d'un revenu imposé à la contribution foncière ou à celle des portes et fenêtres inférieur à 500 fr.

30 fr. pour un immeuble d'un revenu imposé de	500 à	1,499 fr.
60 fr. pour un immeuble d'un revenu imposé de	1,500 à	2,999 fr.
80 fr. pour un immeuble d'un revenu imposé de	3,000 à	5,999 fr.
100 fr. pour un immeuble d'un revenu imposé de	6,000 à	9,999 fr.
150 fr. pour un immeuble d'un revenu imposé de	10,000 à	19,999 fr.
200 fr. pour un immeuble d'un revenu imposé de	20,000 à	29,999 fr.
350 fr. pour un immeuble d'un revenu imposé de	30,000 à	39,999 fr.
500 fr. pour un immeuble d'un revenu imposé de	40,000 à	49,999 fr.
750 fr. pour un immeuble d'un revenu imposé de	50,000 à	69,999 fr.
1,000 fr. pour un immeuble d'un revenu imposé de	70,000 à	99,999 fr.
1,500 fr. pour un immeuble d'un revenu imposé de	100,000 fr. et au-dessus.	

l'installation des appareils de chauffage et d'éclairage, l'écoulement des eaux pluviales et ménagères, etc. Ce projet est toujours soumis à l'examen du conseil municipal, qui n'a pas encore fait connaître son avis.

Toutefois la disposition relative au nettoyage périodique des façades des bâtiments sur les cours et les courettes a été votée par le conseil municipal, mais le Gouvernement ne paraît pas disposé, jusqu'à présent, à proposer la loi qui serait nécessaire pour l'application de cette mesure.

Enfin la question des logements insalubres, c'est-à-dire la révision de la loi du 13 avril 1850, est toujours au même point.

De nombreux travaux ont été préparés sur cette question, parmi lesquels nous citerons les mémoires émanant de la commission des logements insalubres de Paris, de MM. Monod, Alphand et Émile Laurent, du comité consultatif d'hygiène publique, l'étude que nous avons soumise au congrès international d'hygiène de 1889[1] et enfin les projets et propositions de loi présentés par le ministère du commerce, par M. Martin Nadaud et par M. Siegfried, député.

Quelques-uns de ces projets maintiennent les dispositions fondamentales de la loi de 1850, en les améliorant, mais la plupart sont basés sur une refonte complète des services de l'hygiène, qui aurait pour conséquence la suppression des commissions de logements insalubres, telles qu'elles existent actuellement.

Ces divers projets n'ont pu être discutés en temps utile dans la précédente législature, mais M. Lockroy, député, a saisi, dans le courant de l'année 1890, la Chambre des députés d'une proposition de loi sur l'organisation des services de l'hygiène publique, qui est la reproduction du projet déposé autrefois par le ministère du commerce et de l'industrie.

Il est à craindre que la solution de cette grave question, qui touche au droit de propriété, se fasse encore attendre longtemps[2].

---

1. *Mémoire sur la réforme de la loi du 13 avril 1850 concernant les logements insalubres.* 1889.

2. Le 3 décembre 1891, M. le ministre de l'intérieur a déposé sur le bureau de la Chambre des députés un projet de loi pour la *protection de la santé publique*, qui renferme plusieurs dispositions importantes sur l'assainissement des habitations, destinées à remplacer les prescriptions de la loi du 13 avril 1850.

IX.

CIMETIÈRES. — DÉPÔTS MORTUAIRES. — CRÉMATION.

I. — Cimetières.

Les deux grands cimetières de Bagneux et de Pantin, dont nous avions annoncé la création dans notre étude de 1885, ont été ouverts au service des inhumations à partir du 15 novembre 1886.

L'étendue considérable de ces nécropoles, qui n'est pas moindre de 160 hectares, a permis à l'administration de les aménager dans les conditions les plus favorables, non seulement dans l'intérêt de l'hygiène, mais aussi au point de vue des sentiments si respectables que la population parisienne professe envers les morts.

Adoptant un système absolument différent de celui qui avait été suivi jusqu'alors, la ville a consacré la majeure partie de la surface des deux cimetières à l'établissement de plantations et d'avenues, ne réservant qu'un tiers des terrains pour les inhumations.

La longueur totale des voies d'accès est de 48 kilomètres, comprenant des avenues d'une largeur variant entre 20 mètres et 9 mètres, bordées de plusieurs rangées d'arbres à haute tige, et des chemins de 2 mètres de large dans l'intérieur des emplacements affectés aux inhumations.

Ces emplacements ou divisions ont la forme de carrés de 62 mètres de côté, déterminés par des avenues droites se coupant à angle droit. Cette disposition a l'avantage d'assurer la surveillance avec un personnel peu nombreux d'agents. Chacune de ces divisions, dont le nombre est de 271, est subdivisée en quatre parties égales par un chemin d'accès de 2 mètres de large et entourée de plantations qui masquent complètement la vue des tombes.

Vingt-huit de ces divisions sont réservées pour les concessions trentenaires. Les inhumations en concessions temporaires s'effectuent dans les divisions situées à droite de l'avenue principale, et les inhumations en tranchées gratuites dans les divisions situées à gauche.

D'un autre côté, des améliorations importantes ont été apportées dans les différents modes d'inhumation.

D'abord, il a été créé en vertu d'une délibération du conseil municipal du 6 août 1886, approuvée par un arrêté préfectoral du 30 décembre suivant, des concessions de terrains pour une durée de 30 années et indéfiniment renouvelables. Ces concessions, qui ne sont autorisées que dans les cimetières de Bagneux et de Pantin, auxquels on a ajouté un peu plus tard les cimetières d'Ivry et de Saint-Ouen, ont une superficie de 2 mètres (1 mètre de largeur sur 2 mètres de longueur) avec un isolement de 1 mètre aux pieds et de 40 centimètres à la tête et sur les côtés. Elles ont les mêmes dimensions que les concessions perpétuelles, qui ne sont plus délivrées que dans les cimetières de l'intérieur de Paris, et peuvent, comme ces dernières, recevoir des constructions funéraires. Le prix de ces concessions est fixé à 300 fr.

Pour les concessions temporaires de 5 ans, qui peuvent être également renouvelées, l'isolement de 1 mètre, qui n'existe qu'au pied dans les anciens cimetières, a été accordé également du côté de la tête, afin de donner aux familles un accès plus facile pour déposer des emblèmes ou des souvenirs sur les tombes.

Enfin les tranchées gratuites n'ont plus qu'une profondeur de 2 mètres, au lieu de 4 mètres, et sont séparées par un passage de 1 mètre à la tête et au pied des tombes, disposition qui permet aux parents de placer s entourages de 0ᵐ,60 de largeur sur 1ᵐ,50 de longueur, aussitôt après l'inhumation, au lieu d'attendre comme autrefois le délai de deux mois nécessaire pour pouvoir accéder à la tranchée en voie d'occupation. Cet accès immédiat est encore facilité par la pose de planchers mobiles sur les terres rejetées de la tranchée.

La dépense d'établissement de ces deux cimetières s'est élevée à 13 millions de francs environ, dont 8 millions pour les expropriations, 4,600,000 fr. pour les travaux d'aménagement et les plantations, et 400,000 fr. pour les bâtiments.

Le cimetière de Bagneux, situé sur le territoire de cette commune, au pied des coteaux de Châtillon, comprend une superficie totale de 61 hectares. Il est affecté aux inhumations en concession temporaire et en tranchée gratuite des 1ᵉʳ, 4ᵉ, 5ᵉ, 6ᵉ, 7ᵉ, 14ᵉ et 15ᵉ arrondissements de Paris.

Le cimetière de Pantin, situé sur le territoire des communes de Pantin et de Bobigny, a une surface totale de 99 hectares. Il est affecté aux inhumations en concession temporaire et en tranchée gratuite des 2ᵉ, 3ᵉ, 9ᵉ, 10ᵉ, 11ᵉ, 18ᵉ, 19ᵉ et 20ᵉ arrondissements de Paris.

Le cimetière d'Ivry reçoit les inhumations des 12ᵉ et 13ᵉ arrondissements ; le cimetière de Saint-Ouen celles des 8ᵉ et 17ᵉ arrondissements
et le cimetière des Batignolles celles du 18ᵉ arrondissement.

Les concessions trentenaires sont délivrées dans les cimetières de
Bagneux, de Pantin, d'Ivry et de Saint-Ouen à toute personne domici-
liée à Paris, quel que soit l'arrondissement du domicile.

Les concessions perpétuelles ne sont plus consenties que dans certains cimetières de l'intérieur de Paris, du Nord, du Sud, de l'Est, des
Batignolles, de Belleville, de Bercy, de Charonne, de Grenelle, de Passy,
de Vaugirard et de la Villette.

Aucune modification intéressant l'hygiène n'a été apportée depuis
ces dernières années dans les règlements qui régissent la tenue des cimetières *intrà muros*. Nous signalerons seulement l'établissement dans
les cimetières de l'Est et du Sud de fours destinés à consumer les
détritus provenant du nettoyage des allées, tels que papiers, bouquets
fanés, etc., et qui étaient auparavant brûlés à air libre. Ce mode de
procéder avait l'inconvénient de produire une fumée épaisse qui gênait
les habitants des maisons voisines des cimetières.

La création des deux grands cimetières de Bagneux et de Pantin permettra d'assurer le service des inhumations pendant une longue période
de temps ; mais elle ne constitue qu'une mesure provisoire. Le moment
viendra où il sera nécessaire de chercher d'autres emplacements encore
plus considérables et toujours plus difficiles à trouver, surtout dans
une banlieue qui, comme celle de Paris, se peuple chaque jour davantage. Il faudra donc reprendre l'examen de cette grave question des
cimetières, dont la solution définitive reste encore à trouver.

II. — Dépôts mortuaires.

La question des dépôts mortuaires a passé par des phases diverses
qui en ont retardé la solution.

On se rappelle que l'administration avait en 1884 préparé un projet
d'établissement, sur un terrain communal de la rue Bolivar (19ᵉ arrondissement), d'un dépôt mortuaire destiné exclusivement à recevoir

avant la sépulture les corps des individus morts de maladies non contagieuses, et dans le but d'éloigner les cadavres des logements exigus occupés par les familles pauvres.

Saisi de l'examen de ce projet, le conseil municipal, avant de se prononcer, chargea une délégation composée de cinq de ses membres et d'un fonctionnaire de l'administration municipale, d'aller étudier les dispositions et le fonctionnement des dépôts mortuaires dans les villes de Londres, Bruxelles, Cologne et Mayence, où des établissements de cette nature sont installés.

La délégation revint de son voyage convaincue de l'utilité des dépôts mortuaires, qui rendent de grands services à la population des grandes villes de l'étranger. Aussi, le rapporteur, M. Chassaing, proposa au conseil municipal d'adopter le projet d'établissement du dépôt de la rue Bolivar, mais en l'affectant au dépôt des corps des personnes ayant succombé ou non à des affections contagieuses, sans distinction quant au genre de la maladie.

Après une discussion quelque peu confuse, le conseil municipal, dans sa séance du 23 novembre 1887, repoussa définitivement le projet de la rue Bolivar, dont la dépense, montant à 106,000 fr., était d'ailleurs trop élevée, et en même temps invita l'administration à étudier « un projet d'établissement d'un dépôt mortuaire dans chaque cimetière et d'une chambre mortuaire dans chaque hôpital, exclusivement destinée à recevoir les corps des personnes mortes hors de l'hôpital de maladies non infectieuses ».

A la même époque intervenait la loi du 15 novembre 1887 sur la liberté des funérailles et quelque temps après le décret réglementaire du 27 avril 1889, qui autorise l'établissement de *chambres funéraires*, mais seulement *pour les corps des personnes dont le décès n'a pas été causé par une maladie contagieuse*, et qui détermine les conditions dans lesquelles ces établissements peuvent être autorisés ainsi que les dispositions à prendre pour le transport et l'admission des corps aux chambres funéraires.

L'examen de la question fut alors repris de nouveau par le conseil municipal, qui votait le 7 août 1889 la création à titre d'essai de deux dépôts mortuaires, l'un dans le cimetière du Nord, l'autre dans le cimetière de l'Est, dans la limite d'une dépense totale de 28,400 fr. Ces dépôts ne devaient plus recevoir que les corps des personnes décédées par suite de maladies non contagieuses et qui ne pouvaient être conservés à domicile. On comprend d'ailleurs l'inutilité des dépôts mortuaires pour les décédés contagieux, puisque le décret du 27 avril 1889 autorise la mise en bière immédiate ainsi que l'inhumation d'urgence des personnes mortes à la suite d'une maladie contagieuse ou épidémique.

Ce projet, soumis à l'enquête *de commodo et incommodo* prescrite par le décret du 27 avril 1889, fit l'objet de quelques protestations, peu fondées d'ailleurs, et seulement pour le dépôt du cimetière du Nord. L'avis du conseil d'hygiène publique et de salubrité fut entièrement favorable, et le conseil municipal maintint purement et simplement, dans sa séance du 20 juillet 1890, les termes de sa délibération précédente du 7 août 1889. Enfin le préfet de la Seine, par un arrêté du 28 juillet 1890, autorisait régulièrement la création de ces deux dépôts mortuaires.

Les travaux de construction du dépôt mortuaire du cimetière du Nord ont été immédiatement commencés, et l'inauguration de cet établissement a eu lieu le 15 décembre 1890.

Le dépôt mortuaire a été installé dans un emplacement du cimetière, voisin du pont Caulaincourt, avec une entrée particulière sur la rue de Maistre, n° 17. Il a été établi dans des conditions tout à la fois simples et décentes. Le bâtiment, de forme carrée, ne comprend que six pièces séparées par un couloir central. L'une de ces pièces sert de salle d'exposition pour les corps au moment du départ du convoi. Les cinq autres renferment un lit en fer, garni d'un matelas recouvert d'une toile blanche caoutchoutée servant de drap, une chaise et une petite table. Le corps déposé sur le lit est couvert d'une toile moleskinée en blanc. Les murs des chambres sont peints à l'huile, le parquet est en mosaïque, et l'aération et la ventilation sont assurées au moyen de fenêtres avec vasistas et d'une ouverture correspondant à un ventilateur placé dans le haut du couloir central. Un appareil téléphonique relie le bâtiment au bureau de la conservation du cimetière. Dans la cour sont établis des hangars comprenant un local pour le gardien et une remise pour la voiture à bras servant au transport des corps.

Quant à présent, ce dépôt ne reçoit que les corps des personnes décédées dans le 18e arrondissement et, sur réquisition des commissaires de police, ceux des personnes étrangères à Paris, qui viendraient à décéder sur la voie publique.

Conformément aux dispositions du décret du 27 avril 1889, l'admission des corps à la chambre funéraire peut avoir lieu aussitôt après la mort et avant la constatation officielle du décès, mais sur la production : 1° d'une demande écrite du chef de la famille ou de toute autre personne ayant qualité pour pourvoir aux funérailles, cette demande devant contenir les nom, prénoms, âge, profession et domicile du décédé; 2° d'un certificat de décès dans lequel le médecin traitant doit constater que le décès n'a pas été causé par une maladie contagieuse, et, à défaut du certificat du médecin traitant, une autorisation du maire ou du commissaire de police. En cas de mort violente, l'autorisation du procureur de la République est nécessaire.

Les corps sont transportés le visage découvert et les mains libres depuis leur domicile jusqu'au dépôt dans une voiture spéciale, entièrement fermée par une toile de coutil et traînée à bras par deux ouvriers du cimetière.

Enfin les familles sont admises à veiller les corps pendant le jour jusqu'à 8 heures du soir, la surveillance étant exercée la nuit par un agent du cimetière.

Quelques personnes, en petit nombre il est vrai, ont déjà profité des avantages que procure ce dépôt mortuaire pour y faire transporter les corps de parents qui n'auraient pas pu séjourner sans de graves inconvénients de toute nature dans l'unique chambre qui sert d'abri à toute une famille. Il est probable que, quand cette institution sera mieux connue, les familles y auront plus souvent recours, et qu'elles apprécieront certainement les services que le dépôt mortuaire est appelé à rendre, sans blesser les sentiments de pieux respect que nous devons à la mémoire des morts.

Le dépôt mortuaire du cimetière de l'Est, qui doit être établi sur l'emplacement de l'ancienne maison de purification des Israélites, est en voie de construction; il sera prochainement ouvert pour recevoir les corps des personnes décédées dans le 20ᵉ arrondissement.

Si ces essais réussissent, comme il y a lieu de l'espérer, la municipalité se fera un devoir d'établir de nouveaux dépôts mortuaires dans les autres cimetières de Paris, de manière à pouvoir les affecter à tous les arrondissements de Paris sans exception.

Les frais nécessités pour le fonctionnement des deux dépôts des cimetières du Nord et de l'Est sont évalués par an à la somme de 10,200 fr., dont 7,570 fr. pour la dépense du personnel et 3,630 fr. pour celle du matériel.

III. — Crémation.

Le monument crématoire, élevé par MM. Formigé et Bartet, est situé sur l'emplacement de la 87e division du cimetière de l'Est dit du Père-Lachaise, à une altitude de 94 mètres environ, dans l'axe de l'avenue principale, formant ainsi comme le couronnement de la grande nécropole parisienne.

Le monument complet doit comprendre un vestibule, une grande salle d'attente pour le public, aboutissant à trois hémicycles destinés à contenir chacun un appareil crématoire en forme de tombeau, et des galeries latérales. Le bâtiment sera surmonté d'une coupole, qui dissimulera la hauteur des deux grandes cheminées établies aux angles de la construction.

Mais, dans son état actuel, cet édifice n'est bâti qu'au tiers de sa surface. Les trois pièces affectées à l'incinération sont seules terminées, et l'une d'elles, celle du milieu, est réservée aux personnes qui accompagnent le corps jusqu'à l'appareil crématoire.

Le retard apporté à l'achèvement du monument provient, d'une part, du chiffre élevé de la dépense, qui s'élève à près de 630,000 fr. pour l'ensemble, et d'autre part, de la législation en vigueur à l'époque à laquelle la construction a été commencée, et qui n'autorisait pas encore la crémation des corps. La tolérance de l'administration supérieure avait permis seulement d'incinérer les débris de cadavres provenant des amphithéâtres de dissection.

Mais aujourd'hui que la crémation est admise par la loi du 15 novembre 1887 au nombre des modes réguliers de sépulture, il est à espérer que le monument du Père-Lachaise sera bientôt terminé, ainsi que le conseil municipal l'a décidé dans sa séance du 26 juin 1889.

Ce n'est qu'à partir du décret du 27 avril 1889, rendu en exécution de la loi du 15 novembre 1887, que la crémation facultative a été définitivement autorisée. Aux termes de ce décret, toute incinération est faite sous la surveillance de l'autorité municipale, et elle ne peut avoir lieu qu'en vertu d'une permission délivrée par l'officier de l'état civil du lieu du décès, et sur le vu des trois pièces suivantes : 1° une demande écrite du membre de la famille ou de toute autre personne ayant qualité pour pourvoir aux funérailles, cette demande indiquant le lieu où doit s'effectuer l'incinération ; 2° un certificat du médecin traitant affirmant que la mort est le résultat d'une cause naturelle ; 3° le rapport d'un médecin assermenté commis par l'officier de l'état civil pour vérifier les causes du décès. A défaut du certificat du médecin traitant, le médecin assermenté doit procéder à une enquête sommaire dont il consigne les résultats dans son rapport. Dans aucun cas, la permission ne peut être accordée que si le médecin assermenté certifie que la mort est due à une cause naturelle. En outre les cendres ne peuvent être déposées, même à titre provisoire, que dans des lieux de sépulture régulièrement établis, mais sans qu'il soit nécessaire de les placer dans les fosses et tranchées, comme en cas d'inhumation.

Jusqu'à la publication de ce décret, l'administration municipale n'avait pu, comme nous l'avons dit, se servir des appareils crématoires installés dans le monument du cimetière, que pour l'incinération des débris de cadavres provenant des amphithéâtres d'anatomie. Ces appareils, au nombre de deux, avaient été établis d'après le système Gorini, en usage à Milan, et alimentés par des fagots de bois. Mais les essais d'incinération, effectués à deux reprises différentes, les 22 octobre et 10 décembre 1887, révélèrent dans le fonctionnement de ces appareils certaines défectuosités qui ne permirent pas de s'en servir pendant longtemps. Ces inconvénients consistaient principalement dans la trop longue durée de l'opération, qui n'était pas moindre de deux heures, dans les difficultés d'introduction et de sortie des corps dans l'appareil, et aussi dans le prix élevé de chaque incinération (35 fr.), dû à l'emploi du bois comme combustible. Or, il était nécessaire de pouvoir disposer d'un appareil fonctionnant d'une manière continue, assez rapidement et à peu de frais pour consumer les embryons et les débris provenant des hôpitaux, représentant, à raison de dix corps par jour, une moyenne de 3,500 cadavres par année.

Après une série d'études poursuivies avec beaucoup de persévérance par M. Chassaing, conseiller municipal, qui se rendit à cet effet à Milan pour examiner le fonctionnement du four Gorini, l'administration remplaça en 1889 l'un des deux appareils existants par un four dans lequel la combustion s'opère au moyen du coke à la place du bois. Cet appareil, qui a été exécuté par MM. Toisoul et Fradet, se compose de trois parties : 1° un gazogène qui transforme le coke en un combustible gazeux, l'oxyde de carbone ; 2° un récupérateur, qui sert à chauffer l'air extérieur arrivant dans le four ; 3° une chambre d'incinération en forme de voûte, dans laquelle on place le cercueil qui doit être brûlé. Dans cette chambre existent des ouvertures destinées à laisser passer le gaz provenant du gazogène ainsi que l'air chaud, et c'est à ce mélange enflammé de gaz et d'air chaud qu'est due la combustion du cadavre. En outre un chariot métallique monté sur rails fait pénétrer dans le four le cercueil placé sur une sole en fonte ; il sert également à retirer, après la combustion, la sole avec les cendres. Quand le cercueil n'est pas placé sur une sole, ce qui est le cas pour la crémation des débris d'hôpitaux, on se sert d'une raclette qui ramène les cendres dans un cendrier.

Le fonctionnement de ce nouvel appareil, installé dans la travée de gauche du monument, a donné les résultats les plus satisfaisants. La durée de l'opération s'est trouvée réduite à une heure en moyenne au lieu de deux heures, et la dépense de combustible, qui était de **35 fr.** par incinération, n'est plus que de **3 fr.** Nous devons faire observer à ce sujet que, pour opérer la combustion complète des corps, la température du four ne doit pas s'élever au delà de 800 degrés ; une température supérieure produirait une sorte de vitrification du cadavre qui l'empêcherait de brûler.

Un second appareil de même nature, sauf quelques modifications de détail, a été installé et inauguré en 1890, dans la travée de droite du monument, en remplacement de l'autre four du système Gorini, qui ne pouvait être utilisé. Cet appareil a été exécuté par M. Fichet, dans la limite d'une dépense de 20,000 fr. environ. La durée de l'opération dans ce four ne dépasse guère trois quarts d'heure.

La ville de Paris se trouve donc en possession de deux appareils qui peuvent assurer complètement le service des incinérations, aussi bien de celles demandées par les familles que des incinérations des débris provenant des hôpitaux, qui exigent un fonctionnement de tous les jours.

La question de la crémation se trouvant ainsi résolue, le conseil municipal a établi, conformément à la faculté que lui donnait l'article 25 de la loi de finances du 17 juillet 1889, une taxe pour les incinérations facultatives. Cette taxe, qui se composait primitivement de deux droits, l'un fixe s'appliquant à l'incinération proprement dite, l'autre proportionnelle à la classe de la décoration adoptée par les familles pour le monument crématoire, a été modifiée par une délibération du conseil municipal du 27 décembre 1889, approuvée par arrêté préfectoral du 30 du même mois. Désormais la taxe est unique, variant entre 250 fr. et 50 fr., suivant la classe de la décoration, les services gratuits étant dispensés de toute taxe. En outre, un arrêté préfectoral du 27 septembre 1889 a également exempté de la taxe d'inhumation les corps exhumés pour être incinérés et de la taxe de transport les corps amenés de l'extérieur à l'appareil crématoire de la ville de Paris.

Les cendres résultant de la crémation des cadavres sont recueillies dans des urnes. Les familles ont droit, si elles le demandent, à l'occupation gratuite, pendant cinq années, d'une case dans le colombarium de la ville, pour y déposer l'urne contenant les cendres des personnes incinérées. Ce colombarium, installé d'abord à titre provisoire dans le sous-sol du monument crématoire, est établi depuis le 10 juin 1891 le long du mur d'enceinte du cimetière de l'Est, voisin de la rue des Rondeaux. Le conseil municipal a voté le 17 avril 1890 une somme de 17,900 fr. pour l'établissement de ce colombarium, qui comprend 304 cases. Cette installation sera continuée dans les mêmes conditions, lorsque cela sera reconnu nécessaire.

D'un autre côté, un arrêté préfectoral du 27 juin 1890 autorise la délivrance de concessions de 1 mètre de terrain dans les cimetières, au lieu des deux mètres réglementaires, pour y déposer les urnes contenant les cendres.

L'administration a dû prendre certaines dispositions pour assurer le bon fonctionnement des incinérations. C'est ainsi qu'à la suite d'expériences faites à plusieurs reprises, il a été décidé: 1° que les cercueils en bois de peuplier seraient seuls admis pour la crémation, ce bois ayant l'avantage de brûler sans bruit et en ne laissant presque pas de résidus; 2° qu'on ne pourrait introduire dans les bières aucune substance ou mixture quelconque, à l'exception de la paille de bois qui ne présente pas les inconvénients de la sciure de bois phéniquée; 3° que les cercueils ne dépasseraient pas les dimensions suivantes : 2 mètres de longueur, $0^m,60$ de largeur et $0^m,50$ de hauteur ; 4° que les urnes qui doivent être déposées dans le colombarium de la ville de Paris auraient $0^m,48$ de longueur et $0^m,28$ de hauteur et de largeur.

Les dépenses que nécessite le service de la crémation s'élevaient en 1891 à 50,760 fr. par an, représentant jusqu'à concurrence de 45,260 fr. les frais de transport et d'incinération des embryons et des corps non réclamés dans les hôpitaux, le chauffage et l'entretien des appareils et le salaire des ouvriers. Le surplus de la dépense, soit 5,500 fr., comprend les honoraires des deux médecins assermentés chargés de constater les décès, à raison de 10 fr. par constatation, et les fournitures et les réparations du matériel servant aux incinérations demandées par les familles (usure de la sole, drap d'amiante, contribution dans les dépenses du personnel et du chauffage du four, formant pour chaque incinération une dépense totale de 50 fr. comprise dans la taxe perçue par la ville de Paris).

Le nombre des incinérations payantes effectuées dans le monument du cimetière de l'Est s'est élevé pendant l'année 1889 à 49, dont 3 avaient été autorisées à titre exceptionnel avant la publication du décret du 27 avril 1889. En outre, il avait été procédé à la crémation de 483 bières contenant des débris de cadavres des hôpitaux, ainsi que de 217 bières renfermant des embryons.

Pendant l'année 1890, ces chiffres ont été de 121 pour les incinérations demandées par les familles, de 2,483 pour les bières provenant des amphithéâtres d'anatomie et de 1,079 pour les bières contenant des embryons.

Dans ce nombre de 121 incinérations, nous trouvons 18 enfants, 49 adultes et 54 vieillards de 60 ans et au-dessus. Les corps du sexe masculin sont en majorité, 78 contre 43 du sexe féminin. La plupart des incinérations ont été payantes ; 19 seulement, soit 1/6, ont été effectuées gratuitement, enfin 21 corps venant de l'extérieur ont été transportés dans le four crématoire.

Comme on le voit, le nombre des incinérations demandées par les familles est encore des plus restreints, 121 sur une moyenne annuelle de 53,000 décès. La crémation des débris de corps provenant des amphithéâtres de dissection représente le 1/6 environ des personnes décédées dans les hôpitaux. Ces résultats ne permettent pas d'espérer que

l'usage de la crémation fasse de rapides progrès, surtout en présence
de l'opposition du chef de l'Église catholique, qui a interdit formellement au clergé de procéder aux cérémonies du culte pour les corps
des personnes qui doivent être incinérées. A la vérité, cette résistance
ne se comprend guère, attendu que la crémation ayant pour effet de
réduire les corps en cendres comme l'inhumation, n'est pas en contradiction avec ces paroles de l'Écriture sainte : « Tu es poussière et tu
retourneras en poussière. »

Quoi qu'il en soit, les croyances religieuses aussi bien que l'état des
mœurs et des habitudes empêcheront pendant longtemps encore la
grande majorité des familles de faire usage de la crémation.

X.

ÉTABLISSEMENTS INSALUBRES.

Parmi les établissements insalubres dont nous avons à nous occuper,
nous trouvons toujours les trop nombreuses voiries, qui continuent à
former une ceinture d'infection autour de la capitale.

Ces voiries, dans lesquelles sont traitées les matières de vidange provenant des fosses d'aisance de la capitale, comprennent, outre la
voirie municipale de Bondy, divers établissements particuliers, situés
à Billancourt, Nanterre, Arcueil, Aubervilliers, Saint-Denis, Maisons-
Alfort, Thiais et Drancy. Le volume total de ces matières s'élève à plus
de 1,200,000 mètres cubes, qui sont répartis entre la voirie municipale
pour un tiers et les voiries particulières pour les deux autres tiers.

Cette situation est profondément regrettable, mais elle ne pourra
cesser complètement que lorsque la réforme du système de vidange,
qui consiste à envoyer toutes les matières fécales dans les égouts,
aura été définitivement accomplie.

En attendant la réalisation de cette mesure, l'administration étudie
les moyens d'améliorer l'état de la voirie municipale de Bondy. Déjà
les eaux résiduaires qui s'écoulaient autrefois dans la rigole de Pantin,
en traversant à ciel ouvert la commune d'Aubervilliers, ont été rame-
nées dans le collecteur général du Nord, d'où elles sont dirigées sur
les champs d'épuration de Gennevilliers. Dans un temps très rapproché,
ces eaux serviront à irriguer une partie des bassins devenus libres de
la voirie, et qui seront à cet effet convertis en jardins. Enfin, dans

quelques années, en 1894, époque à laquelle expirent les concessions de l'autre partie des bassins de la voirie, l'administration aurait l'intention de transformer complètement cet établissement en y installant une usine modèle, qui serait affectée au traitement des matières de vidange, au moyen de procédés perfectionnés faisant disparaître toute mauvaise odeur. Cette mesure entraînerait forcément la fermeture des voiries particulières, au grand bénéfice de la salubrité publique, mais l'exécution en resterait subordonnée à la décision qui serait prise au sujet du nouveau régime de la vidange, c'est-à-dire au maintien ou à la suppression des fosses d'aisance dans Paris.

Les améliorations qu'il avait été reconnu nécessaire d'apporter dans la tenue des étaux de boucherie et des laboratoires de charcuterie, ont été adoptées par deux arrêtés préfectoraux portant la même date du 20 avril 1887.

Pour les boucheries, le règlement, modifié en 1890, prescrit seulement : 1° la ventilation des étaux, au moyen soit d'une prise d'air sur la cour, soit d'un tuyau posé dans la courette de la maison et s'élevant jusqu'à la hauteur du faîtage de la maison ou des maisons contiguës, si elles sont plus élevées ; 2° l'abonnement aux eaux de la ville pour une quantité d'au moins 500 litres par jour, les puits et les réservoirs n'étant tolérés qu'à titre exceptionnel.

Des prescriptions plus sévères ont été imposées aux laboratoires de charcuterie, tant dans l'intérêt de la conservation des viandes qu'en raison des odeurs nauséabondes qui résultent souvent du mode de préparation et de cuisson. Ainsi ces établissements ne peuvent plus être installés désormais que dans des voies pourvues d'égout et d'une canalisation d'eau de source, avec l'obligation pour les charcutiers d'envoyer les eaux résiduaires des laboratoires par une canalisation souterraine dans l'égout public et de prendre un abonnement d'eau de source d'au moins 500 litres par jour. En outre, les laboratoires et les cuisines des charcuteries doivent être ventilés, non pas sur une cour ou sur une courette, comme les boucheries, mais au moyen d'un tuyau prolongé directement jusqu'au-dessus du toit.

Enfin, nous mentionnerons, en terminant, la décision qui a été prise par le conseil municipal, dans sa séance du 10 décembre 1890, relativement à la suppression des latrines publiques établies sur les berges de la Seine, dans les murs de soutènement des quais bordant les deux rives de la rivière.

Ces latrines, au nombre de 40, comprenant environ 200 cabinets d'aisance, sont installées dans les conditions les plus défectueuses au double point de vue de la morale et de l'hygiène. Aucune surveillance ne peut s'exercer dans ces retraits, qui sont mal aérés et insuffisamment éclairés, et dont les sièges disposés à la turque, c'est-à-dire à trou béant, laissent échapper des odeurs absolument méphitiques. L'entretien est également fort négligé, de sorte que ces établissements sont toujours dans un état de malpropreté repoussante, qui dure depuis trop longtemps et qu'il est du devoir de l'administration de faire cesser dans le plus bref délai possible.

Par suite du vote du conseil municipal, ces latrines répugnantes vont être enfin supprimées et remplacées par un nombre équivalent de chalets de nécessité, semblables à ceux qui existent actuellement sur certains points de la voie publique. Ces chalets, dont les dispositions varieront suivant l'emplacement et les convenances locales, comprendront, outre des water-closets payants, des cabinets gratuits ayant leur entrée spéciale, et ils seront éclairés toute la nuit. Les dépenses de construction et d'entretien de ces installations seront supportées par le concessionnaire de l'exploitation, qui en aura la jouissance pendant une durée de 30 années à partir du 1ᵉʳ janvier 1891.

XI.

CONCLUSION.

Ainsi qu'on aura pu le constater en lisant cette étude, l'administration municipale n'a pas cessé depuis un espace de trente-six années de consacrer tous ses efforts et de dépenser des sommes énormes pour assurer l'assainissement de la capitale. Les progrès accomplis sont considérables. Des trouées intelligentes opérées dans les vieux quartiers ont remplacé les ruelles étroites et obscures par des voies larges et bien aérées. Des parcs splendides et des jardins fleuris ont été créés et multipliés, véritables réservoirs d'air pur, dans lesquels les habitants viennent puiser le repos et la santé. Le sol des rues (chaussées et trottoirs) est préservé des souillures qui pourraient l'infecter, non seulement au moyen de revêtements de plus en plus perfectionnés, mais aussi à l'aide de nettoyages et d'arrosages fréquents, qui maintiennent les voies publiques en bon état de propreté. Dans la plupart des maisons, l'eau de source, pure, fraîche et limpide, a remplacé pour les usages domestiques l'eau de rivière, toujours plus ou moins suspecte. Un magnifique réseau d'égouts recueille la plus grande partie des résidus liquides provenant de l'habitation et de la rue, en même temps que les matières organiques solides sont transportées au dehors de la ville, pour être utilisés les uns et les autres au profit de l'agriculture, réalisant ainsi ce grand principe de la *circulation continue*. Les dimensions des cours intérieures des constructions neuves ont été réglementées, et des études se poursuivent pour arriver à remédier d'une manière plus efficace aux causes d'insalubrité des maisons existantes. De vastes cimetières, aménagés dans les meilleures conditions d'hygiène, ont été établis aux environs de la capitale, et un nouveau mode de destruction des cadavres, la crémation, fonctionne depuis deux ans, parallèlement à l'inhumation. Enfin des améliorations importantes ont été apportées dans la tenue de certains établissements insalubres.

Malgré tous ces travaux, malgré toutes ces réformes, l'œuvre de l'assainissement de Paris est loin d'être terminée. En réalité, elle ne le sera jamais complètement. Des besoins nouveaux surgissent avec l'amour naturel du bien-être et l'accroissement continu de la population. En matière d'hygiène, nous sommes devenus plus difficiles que nos pères, et nos descendants seront encore plus exigeants que nous.

Qui sait si les générations futures ne trouveront pas trop étroites nos belles voies de 20 mètres de largeur et ne voudront pas les remplacer par des voies encore plus larges et plus aérées ? La quantité d'eau de source mise à la disposition de chaque habitant sera certainement jugée insuffisante, et le réseau de nos égouts devra être agrandi pour satisfaire à de nouvelles nécessités. Enfin certaines questions, notamment celles des cimetières et de la salubrité intérieure des maisons, ne sont pas encore résolues définitivement.

Mais Paris ne s'est pas fait en un jour, dit un adage bien connu. Il appartiendra à nos descendants de continuer l'œuvre entreprise par la génération actuelle avec tant d'énergie et de dévouement, pour conserver à la capitale de la France, à Paris, son rang de ville la plus belle et la plus salubre du monde entier.

III

ÉTUDE

SUR LE

PROJET DE RÉVISION DE LA LOI

CONCERNANT

LES LOGEMENTS INSALUBRES

PRÉSENTÉ A LA CHAMBRE DES DÉPUTÉS EN 1883

La question des logements insalubres est en ce moment à l'ordre du jour. A vrai dire, elle n'a pas cessé d'y être depuis la révélation des faits douloureux apportés à la tribune de l'Assemblée nationale législative de 1850, concernant l'état épouvantable des habitations occupées par la classe ouvrière dans les villes industrielles.

A partir de cette époque, l'attention de l'opinion publique, tristement émue, fut et resta appelée sur la gravité d'une situation qui pouvait avoir les conséquences les plus dommageables pour les intérêts du pays tout entier.

Il n'est pas en effet de question qui soit plus digne de la sollicitude de l'autorité que celle de la salubrité des habitations. On l'a dit bien souvent, et on ne saurait trop le répéter : L'insalubrité des logements exerce l'influence la plus désastreuse sur le moral et le physique des personnes qui les occupent. On s'empresse de fuir une demeure où manquent l'espace, l'air et la lumière, et dans laquelle on ne respire que des odeurs méphitiques. La désertion du foyer amène presque forcément la corruption des mœurs et le relâchement des liens de famille.

En outre, la santé ne tarde pas à s'altérer dans ce milieu délétère. Les enfants, lorsqu'ils ne périssent pas au berceau, deviennent malingres, rachitiques, scrofuleux ; les adultes, même les mieux constitués, sont atteints de maladies de toute nature, qui se transmettent de génération en génération, et sont une des causes de l'affaiblissement du pays. « Savez-vous, s'écriait M. Wolowski à l'Assemblée nationale « législative, ce que c'est que ces logements hideux, dont je ne veux « pas retracer devant vous le tableau?... Mais c'est le laboratoire de la « maladie, de la misère et souvent du vice et du crime. Ne savez-vous « pas que c'est par suite de ces logements insalubres, de leur influence « délétère, que le budget s'accroît à l'article des hospices et des « prisons ? Oui, Messieurs, le budget des hospices et des prisons s'ac- « croît, lorsque vous laissez subsister la cause qu'il faut attaquer de « front, la principale cause des fléaux qui fondent sur la classe pauvre, « c'est-à-dire les logements insalubres. »

Enfin, une considération qu'il ne faut pas oublier, considération capitale, c'est souvent dans ces tristes habitations que prennent naissance ces redoutables épidémies, le choléra, la fièvre typhoïde, la variole, dont les ravages s'étendent ensuite sur des quartiers entiers, quand ils n'atteignent pas l'ensemble de la cité.

I.

Pendant longtemps, le législateur ne s'était préoccupé que de l'hygiène générale, ne paraissant pas se douter que la santé publique se compose de santés individuelles et que l'une est bien compromise lorsque les autres sont profondément atteintes.

Le législateur ne semblait pas avoir compris qu'il ne suffisait pas d'assurer ce qu'on peut appeler la salubrité extérieure, et que, sous peine de faire une œuvre incomplète, l'exécution des travaux d'assainissement entrepris par l'État et les communes pour amener la circulation de l'air et du jour dans les quartiers qui en étaient privés, devait avoir pour corollaire indispensable l'exécution de mesures analogues dans l'intérieur des habitations.

Déjà, à Paris, l'ordonnance de police du 20 novembre 1848 avait essayé de remédier à cet état de choses en imposant aux propriétaires certaines mesures d'hygiène pour les parties des maisons affectées à l'usage commun des locataires, telles que les cours, les allées, les couloirs, les cabinets d'aisances, etc., etc., mais elle ne s'occupait pas et ne pouvait pas s'occuper de l'intérieur du logement proprement dit. Une loi était nécessaire dans une question qui concernait le domicile privé du citoyen et qui touchait même au principe de la propriété.

C'est la loi du 13 avril 1850, votée sur la proposition de M. de Melun (du Nord), qui est venue combler cette lacune importante dans la législation.

Aux termes de cette loi, le conseil municipal de chaque commune a la faculté de nommer une commission chargée de proposer à ce conseil les mesures à prendre pour remédier à l'insalubrité des logements mis en location et occupés par d'autres personnes que le propriétaire. Ces mesures consistent, soit dans l'exécution de travaux d'assainissement indispensables, soit dans l'interdiction d'habitation des logements qui ne sont pas susceptibles d'être assainis. Des garanties d'examen et de juridiction sont données aux propriétaires pour leur permettre de se défendre contre les décisions du conseil municipal, et la peine de l'amende est infligée aux contrevenants, sans que jamais l'administration puisse exécuter d'office les mesures prescrites.

La loi de 1850 est basée sur ce principe, que nul ne peut jouir de sa propriété qu'à la condition de ne point causer de dommage à autrui.

« L'ordre qui lie les hommes en société, a dit Domat dans son livre « des *Lois civiles* (tome VIII, section 2), ne les oblige pas seulement à « ne nuire en rien par eux-mêmes à qui que ce soit, mais il oblige « chacun à tenir tout ce qu'il possède en un tel état que personne n'en « reçoive ni mal ni dommage. »

« La propriété, dispose l'article 544 du Code civil, est le droit de jouir « et de disposer des choses de la manière la plus absolue, pourvu qu'on « n'en fasse pas un usage prohibé par les lois ou par les règlements. »

De même que l'autorité empêche la vente d'aliments malsains ou avariés, réglemente l'exercice de certaines industries, assujettit la propriété à des servitudes, poursuit la démolition des bâtiments en péril, de même, et à plus forte raison, le législateur peut-il imposer au propriétaire le devoir de mettre les logements qu'il donne en location dans un état qui ne soit pas nuisible ou dommageable aux particuliers.

Cette loi n'est du reste qu'une extension des lois de police municipale ; elle est le complément de la loi des 16-24 août 1790. Celle-ci avait imposé aux autorités communales le soin de veiller à la salubrité générale ; celle-là confie aux mêmes autorités le soin de veiller à la salubrité privée. Comme l'a dit M. de Melun (du Nord) :

« La loi que nous vous proposons est une loi nécessaire, indispen-
« sable ; une loi qui ne viole aucun principe, qui s'appuie sur les au-
« torités les plus respectables ; qui, loin de jeter le trouble dans les villes,
« comme on pourrait le supposer, fournira aux administrations dé-
« vouées, si nombreuses dans notre pays, les moyens, non pas de faire
« disparaître complètement, nous ne pouvons avoir cette prétention,
« mais d'adoucir, d'atténuer le mal qui, aujourd'hui, énerve, démora-
« lise et décime nos populations. »

Malgré ses imperfections, que nous signalerons tout à l'heure, la loi du 13 avril 1850 aurait certainement produit d'excellents résultats, si elle avait été appliquée dans les principales villes de France, notamment dans les centres industriels, où l'agglomération des ouvriers la rendait surtout nécessaire.

A Paris, où une commission des logements insalubres n'a pas cessé de fonctionner depuis la promulgation de la loi, on a obtenu des résultats satisfaisants, ainsi qu'on peut en juger par l'examen du tableau suivant, qui indique par année le nombre et le mouvement des affaires traitées par cette commission depuis l'année 1851 jusqu'à l'année 1882 inclusivement.

ANNÉES.	AFFAIRES terminées par la commission.	AFFAIRES soumises au conseil municipal.	POURVOIS formés devant le conseil de préfecture.	CONTRAVENTIONS déférées au tribunal correctionnel.	TOTAL des affaires.
1851	152	»	»	8	160
1852	122	3	3	»	128
1853	172	12	5	»	189
1854	228	92	6	»	326
1855	355	149	20	»	524
1856	354	81	43	»	478
1857	369	94	29	»	492
1858	355	114	12	31	512
1859	458	139	»	44	641
1860	3,925	514	18	114	1,656
1861					2,915
1862	»	»	»	»	3,020
1863	»	»	»	»	3,072
1864	»	»	»	»	3,698
1865	»	»	»	»	4,160
1866	2,854	643	32	82	3,611
1867	2,232	635	26	114	3,007
1868	1,867	442	18	92	2,419
1869	1,772	401	20	82	2,275
1870	»	»	»	»	»
1871 (6 mois).	1,112	169	»	»	1,281
1872	1,591	692	»	»	2,283
1873	2,200	929	1	82	3,212
1874	2,102	1,016	10	96	3,224
1875	2,352	1,411	17	172	3,952
1876	2,314	1,078	11	79	3,482
1877	1,042	833	19	89	1,983
1878	762	829	19	75	1,685
1879	808	922	16	134	1,880
1880	1,769	1,115	28	212	2,124
1881	1,001	913	50	256	2,220
1882	1,395	1,142	35	218	2,086
					62,695

II.

Mais ce qui a été fait n'est rien auprès de ce qui reste à faire. Les nombreuses plaintes que reçoit journellement l'administration parisienne démontrent qu'il existe encore dans la capitale des milliers d'habitations dans l'état le plus déplorable au point de vue de l'hygiène et que le tableau tracé par M. de Riancey dans son remarquable rapport sur la proposition de M. de Melun, est malheureusement encore vrai aujourd'hui.

En effet, tantôt ce sont des maisons construites avec des matériaux de rebut, qui laissent suinter l'humidité, et dont les logements, sans cheminée, donnent sur des courettes où le soleil ne pénètre jamais, et où s'accumulent des détritus et des ordures de toute nature. Tantôt les logements n'ont même pas de fenêtre, de sorte que l'air et la lumière y font complètement défaut, et c'est au milieu de cette atmosphère empestée que végètent des familles composées de cinq ou six personnes, dans un espace à peine suffisant pour un être humain. Si l'on ajoute à ces causes d'insalubrité, les odeurs nauséabondes provenant de cabinets d'aisances à usage commun, des tuyaux de descente, des gargouilles, des plombs encombrés d'immondices, on aura une idée de l'état déplorable d'une partie de nos habitations parisiennes.

Du reste, pour bien montrer que cet exposé ne contient pas d'exagération, nous allons donner des extraits d'un rapport de M. le docteur du Mesnil, membre de la commission des logements insalubres de Paris, sur la cité dénommée *Cité des Kroumirs,* et qui a disparu à la suite des injonctions de l'administration. Le tableau est pittoresque et navrant tout à la fois :

« La *Cité des Kroumirs,* dit M. du Mesnil, est une sorte d'égout à « ciel ouvert, dans lequel on accède par la place Pinel ; la voie qui « mène de la place au fond de cette cité est un chemin de terre boueux, « dans lequel on enfonce profondément, parsemé de larges flaques « d'eau noirâtre et puante. De chaque côté de cette voie, qui représente « assez bien le radier de l'égout, ont été édifiées des habitations que « nous allons successivement décrire :....

« 3° La maison de M. Logerot est construite sur la façade en feuillets ; « les côtés sont formés par des débris de balles provenant de la raffi-« nerie Say et ingénieusement ajustés pour former les parois. La cou-« verture est en carton bitumé. Quand on entre dans l'unique pièce de « cette maison, on se trouve en présence d'un espace où le sol en terre « battue est recouvert de chiffons et de débris de toute nature desquels « émerge, dans un coin, un lit à demi pourri, sur lequel couchent les « deux personnes qui habitent ce réduit....

« 14° La maison de M. Vauvillers, couverte en carton bitumé, est « dépourvue de planchers et de carrelage ; la hauteur mesurée du sol « au plafond est de 1^m,70 dans la partie basse et 2^m,20 dans la partie

« haute. Elle est éclairée par des fenêtres où la majeure partie des car-
« reaux sont remplacés par des planches. Dans cette maison, bêtes et
« gens vivent dans une promiscuité complète ; on tond un cheval dans
« la chambre à coucher lors de notre visite. Il n'existe pas de cabinet
« d'aisances....

« En résumé, le sol de la voie qui traverse la cité des Kroumirs
« est un véritable marais où les eaux pluviales et ménagères s'accu-
« mulent dans des ornières profondes creusées dans le sol par les
« charrettes des chiffonniers qui le sillonnent sans cesse. Les petits
« jardins ou petites courettes qui existent au-devant de chaque maison
« et sur lesquels ouvrent les fenêtres des logements situés à rez-de-
« chaussée sont encombrés de tous les détritus de la vie des hommes
« et des animaux qui séjournent dans ces maisons. Ces courettes et
« jardins, loin d'être une cause de salubrité pour ces maisons, cons-
« tituent au devant de chacune d'elles un foyer actif de putréfaction
« d'autant plus dangereux qu'en l'absence de cabinets d'aisances dans
« ces immeubles, les matières fécales y sont jetées avec les ordures
« ménagères. Par ces apports successifs de voiries de toute sorte, le
« sol des jardins ou courettes s'exhausse incessamment et le sol des
« rez-de-chaussée de ces habitations est généralement en contre-bas.
« Si quelques cas de fièvre typhoïde se déclaraient dans la cité, il est
« impossible, étant donnés les errements suivis par ses habitants, de
« prévenir les ravages que la maladie exercerait sur cette population,
« chez laquelle la résistance vitale est considérablement amoindrie par
« les privations et par son séjour dans ces horribles demeures. Tous
« les êtres humains qui y résident présentent les caractères de la dé-
« chéance physique complète ; les enfants y sont pâles, étiolés, scro-
« fuleux ; les hommes et les femmes, vieillis avant l'âge. Dans une de
« ces maisons, le père et un enfant sont malades au lit, et quel lit ! Ail-
« leurs le mari est à l'hôpital et la femme seule avec un enfant malade.
« Plus loin, la maison est vide ; le propriétaire est en prison ; grâce à la
« promiscuité révoltante dans laquelle vit tout ce monde, il est accusé,
« paraît-il, d'être devenu l'amant d'une fillette qui habite sous son toit. »

S'il en est ainsi à Paris, où la loi s'exécute, que dire des autres
grandes villes de France, Lyon, Marseille, Rouen, Saint-Étienne, etc.,
où la loi est restée lettre morte ?

III.

La gravité de cette situation ne pouvait échapper à l'attention des personnes qui s'intéressent à l'hygiène et au bien-être des populations.

Des cris d'alarme furent jetés de divers côtés. Des hygiénistes, des administrateurs, des corps élus reprirent l'examen de ce difficile problème des logements insalubres et réclamèrent la réforme de la loi de 1850.

Dans un mémoire lu à l'Académie de médecine, le 5 octobre 1880, sur les causes et les effets des logements insalubres, M. le docteur Marjolin s'exprimait ainsi :

« Appelé, comme nos collègues de la Société protectrice de l'enfance,
« à faire chaque semaine de nombreuses visites dans tous les arron-
« dissements de Paris, il m'a été facile, après deux années de pratique,
« de connaître à fond les plus misérables recoins et de recueillir assez
« de faits pour être à même de pouvoir vous parler avec pleine con-
« naissance de cause des effets désastreux qu'exercent sur ceux qui
« les habitent, ces infects taudis que la plume de l'écrivain réaliste le
« plus osé n'arriverait pas à décrire, tant est hideux ce mélange de
« misère physique et morale....

« Loin de nous, dans cette circonstance, la pensée d'accuser de fai-
« blesse ou de négligence les commissions d'hygiène, les faits sont là
« pour prouver le contraire. Mais, tout en reconnaissant que l'on a
« beaucoup fait pour purifier certains quartiers, nous sommes obligé
« de dire que la tâche est loin d'être accomplie, et que si l'on n'est pas
« encore parvenu à faire tout le bien que l'on s'était proposé, c'est
« que la loi était impuissante. »

Tout dernièrement, à la suite d'une longue discussion sur les mesures relatives à la prophylaxie de la fièvre typhoïde à Paris, l'Académie de médecine, dans sa séance du 12 juin 1883, appelait l'attention des pouvoirs publics sur la nécessité « d'accroître et de mieux définir les
« attributions de la commission des logements insalubres, de simpli-
« fier son action et de faire exécuter ses décisions ».

De son côté, la Société de médecine publique et d'hygiène professionnelle, saisie à plusieurs reprises de rapports présentés par quelques-uns de ses membres les plus compétents, constatait l'insuffisance de la loi de 1850 et en demandait la révision.

Enfin, M. Émile Laurent, président du conseil de préfecture de la Seine, adressait, le 4 février 1882, à l'Académie des sciences morales et politiques, un mémoire sur cette importante question. Dans ce travail fort intéressant, M. Émile Laurent présentait certaines considérations sur la portée du régime légal auquel les logements insalubres sont soumis depuis trente-deux ans, ainsi que sur les améliorations dont ce régime paraît susceptible : « Le programme de l'auteur de la propo-« sition de loi (de 1850), disait-il, était rempli d'intentions généreuses « dont l'Assemblée n'a pas assez tenu compte. Il faut reprendre l'ancien « programme et l'élargir encore. Il ne faut pas craindre de donner pleine « satisfaction aux besoins présents, à ceux de l'avenir, dans la mesure « où on peut les prévoir, et rédiger enfin une loi complète, prévoyante, « énergique, en harmonie avec les manifestations de jour en jour plus « pressantes de l'opinion publique. »

Pendant ce temps, la commission des logements insalubres de Paris ne restait pas inactive. La nature de ses fonctions l'avait mise à même de se rendre compte des vices de la législation actuelle. Aussi s'était-elle préoccupée depuis longtemps de la nécessité de remédier aux lacunes de la loi, de manière à donner à l'autorité les pouvoirs suffisants pour atteindre le but désiré : l'assainissement des habitations. Dans le courant du mois d'avril 1879, cette commission avait chargé une sous-commission, prise dans son sein, de préparer les éléments d'un travail qui lui permît de délibérer en pleine connaissance de cause. Le travail de la sous-commission était terminé au mois de juillet 1881, et après une discussion fort approfondie qui demanda plusieurs séances, la commission remettait à l'administration préfectorale, le 27 mars 1882, son rapport auquel était annexé un projet de loi sur la matière. Ce projet, amendé par M. le préfet de la Seine dans quelques-unes de ses dispositions, qui avaient paru trop rigoureuses ou d'une application difficile, était envoyé le 12 mai 1882 à M. le ministre du commerce, dans les attributions duquel sont compris les différents services relatifs à l'hygiène.

C'est dans l'intervalle des délibérations de la commission des logements insalubres que M. Martin-Nadaud, député, s'inspirant du premier travail de la sous-commission, déposait, le 3 décembre 1881, sur le bureau de la Chambre, sa proposition tendant à la révision de la loi de 1850.

La proposition de loi de M. Martin Nadaud était prise en considération le 30 janvier 1882 et renvoyée à l'examen d'une commission spéciale, élue le 7 février suivant, et composée de MM. Paul Casimir-Périer, président; Treille, secrétaire; Maze (Hippolyte), rapporteur; Belle, Brugère, Couturier, Donnet, Maurel, Martin Nadaud, Marcellin Pellet et Roudier.

Le rapport de la commission parlementaire et la proposition de loi à l'appui ont été déposés dans la séance du 21 avril 1883.

Dans ce rapport, M. Hippolyte Maze démontre la nécessité de modifier la loi du 13 avril 1850, et il indique les motifs des changements proposés par la commission.

Le projet de loi, comprenant 29 articles, est divisé en 4 titres.

Le premier a pour objet la création obligatoire d'une commission des logements insalubres dans chaque commune; il détermine la composition de cette commission; il définit les causes générales d'insalubrité, les dépendances des habitations et les responsabilités que peuvent encourir, en matière de salubrité, soit les propriétaires, soit les locataires.

Le second titre traite du rôle des commissions des logements insalubres, de l'exécution de leurs décisions, de l'appel au conseil de préfecture et au Conseil d'État, des travaux partiels et d'ensemble nécessaires à l'assainissement.

Le troisième est consacré aux avantages et aux pénalités que peuvent comporter les travaux d'assainissement.

Le quatrième institue dans tous les chefs-lieux de canton, des commissions d'hygiène publique et précise leur rôle en matière de logements insalubres. Il impose à ces commissions, aux préfets, au ministre du commerce, la présentation annuelle de rapports sur l'assainissement des habitations.

IV.

Avant que cette proposition de loi ait été discutée par les Chambres, nous voudrions l'examiner, et, nous appuyant sur l'expérience que nous a donnée la pratique des affaires de logements insalubres, émettre les observations que cette étude nous a suggérées.

Les lacunes principales de la loi du 13 avril 1850 peuvent se résumer de la manière suivante :

1° Caractère facultatif de la loi qui laisse aux conseils municipaux le soin de créer ou de ne pas créer de commissions de logements insalubres ;

2° Défaut de précision des causes d'insalubrité ;

3° Impossibilité de remédier aux causes d'insalubrité existant, soit dans l'habitation personnelle des propriétaires, soit dans les locaux qui ne servent pas de logements proprement dits, mais dans lesquels l'homme passe la journée et même la nuit pour travailler, comme les bureaux, les ateliers, etc., ou enfin, provenant de l'abus de jouissance des locataires ;

4° Durée trop longue de la procédure, qui ne permet pas, en général, de terminer avant une période de six mois à un an les affaires qui ne soulèvent pas de réclamation, et avant un délai de trois à quatre ans, quelquefois même davantage, celles qui sont l'objet de recours contentieux de la part des propriétaires ;

5° Insuffisance des moyens de répression à l'égard des propriétaires récalcitrants, la commune ne pouvant pas obliger ces derniers à faire exécuter les travaux de salubrité prescrits, ou, à leur défaut, les faire exécuter d'office.

Nous nous proposons, en examinant successivement chacun des articles adoptés par la commission parlementaire, de rechercher si ce projet comble toutes ces lacunes et s'il ne serait pas encore susceptible de quelques améliorations.

Nous suivrons dans notre étude l'ordre des articles du projet de loi.

TITRE Ier.

ARTICLE 1er.

Dans les trois mois qui suivront la promulgation de la présente loi, le conseil municipal, convoqué extraordinairement et sans qu'il soit besoin d'autorisations spéciales, nommera dans chaque commune une commission chargée de rechercher et d'indiquer les mesures indispensables d'assainissement des habitations, logements, ateliers, locaux et dépendances insalubres, alors même qu'ils seraient occupés par le propriétaire ou qu'ils seraient vacants.

1° Le projet transforme en obligation la faculté réservée aux conseils municipaux de nommer ou de ne pas nommer, suivant leur bon plaisir, des commissions de logements insalubres. La mesure est excellente en soi. En effet, l'expérience a démontré de tout temps qu'une loi qui n'est pas impérative est une loi mort-née, et cela est surtout vrai dans des questions qui, comme celle dont nous nous occupons, touchent à des intérêts personnels, et dans lesquelles les rivalités et les jalousies de clocher ont une grande influence et l'emportent sur le bien public. Lors de la discussion de la loi de 1850, un député, M. Roussel (de la Lozère), avait prévu les conséquences du caractère facultatif de la loi:

« Personne, disait-il, ne saisira le conseil municipal de cette ques-
« tion..... Avec une telle loi, que faites-vous ? Très certainement vous
« ne faites rien. Si vous ne donnez pas à la loi un caractère impératif,
« soyez assurés que, dans la plus grande partie des communes, non
« seulement des communes rurales, auxquelles je désirerais pour ma
« part que la loi étendît ses effets, mais dans beaucoup de petites villes,
« de localités des provinces éloignées, là où l'incurie des municipalités
« est bien connue, soyez certains que personne ne saisira le conseil
« municipal de cette question et qu'elle ne sera même pas discutée.
« Tout le monde sait quelle est l'apathie des municipalités ; et avec la
« faculté de faire ou de ne rien faire, il y a pleine certitude que rien
« ne sera fait.... C'est véritablement nier ce qui vient d'être affirmé
« à cette tribune, ce qui ne sera contesté par personne, la nécessité
« de la loi, l'impérieuse nécessité qui nous commande, au nom de
« l'intérêt de la société tout entière, de nous occuper de l'assainisse-
« ment des habitations insalubres. »

En effet, le nombre des communes qui ont institué des commissions a diminué d'année en année. En 1858, il y avait 520 commissions réparties dans 43 départements. Aujourd'hui, ce nombre serait tombé à 6, d'après des renseignements que nous avons lieu de croire exacts.

Les résultats sont donc loin d'être satisfaisants, et l'on comprend que l'obligation soit le seul moyen de remédier à une aussi regrettable situation. Mais n'est-il pas à craindre que cette mesure ne rencontre de sérieuses difficultés d'application dans les communes qui n'ont qu'un faible chiffre de population et qui sont, personne ne l'ignore, les plus nombreuses en France?

Pourra-t-on trouver dans les communes qui ne renferment que 100, 200, 300 habitants et même davantage les éléments nécessaires pour constituer la commission, surtout si, comme nous le pensons, les fonctions de membre de la commission ne sont pas compatibles avec certaines situations, telles que celles de conseiller municipal, de magistrats de l'ordre administratif ou judiciaire, etc.?

Pour éviter ces difficultés, nous croyons qu'il y aurait lieu, tout en maintenant le principe de l'obligation, d'admettre la faculté pour plusieurs communes de s'associer en vue de la nomination d'une seule commission, ainsi que le proposait le projet élaboré par la commission des logements insalubres de Paris.

En outre, il faudrait prévoir le cas où des conseils municipaux ne se conformeraient pas à la prescription impérative de la loi, et décider que, si le fait se présentait, la commission serait nommée d'office par le préfet du département.

2° L'action de la commission s'étendrait, non plus seulement aux logements, mais aussi aux ateliers et locaux insalubres. Cette disposition ne peut être qu'approuvée, attendu qu'il existe, en dehors de l'habitation proprement dite, du *chez soi,* comme on dit vulgairement, des locaux dans lesquels l'homme passe sa journée et quelquefois même la nuit pour travailler, tels que les bureaux, les magasins, les ateliers, etc. Il est bien certain que l'insalubrité de ces locaux est aussi préjudiciable à la santé des personnes qui les occupent que celle des habitations. Cependant la loi de 1850 avait restreint aux logements l'action de la commission, malgré les réclamations de M. Wolowski, qui avait demandé que les bienfaits de la loi fussent étendus aux ateliers et manufactures. L'adoption du projet de la commission parlementaire fera cesser cette anomalie.

Mais une objection se présente. — Que faut-il entendre par le mot *locaux ?* Peut-on comprendre, dans ce terme général mais trop vague, les constructions de toute nature, même celles qui sont affectées à un service public, telles que les casernes, les écoles, les prisons, les hôpitaux, etc. ? Comme la salubrité de ces établissements relève déjà des conseils d'hygiène, aux termes du décret du 18 décembre 1848, il serait nécessaire, pour éviter les conflits d'attributions, de préciser le sens que le législateur a entendu attacher au mot *locaux.* En admettant que ces établissements ne fussent pas soumis à l'action de la commission, il resterait encore à résoudre la question de savoir si la commission ne serait pas compétente à l'égard des logements occupés, dans ces édifices, par les agents qui sont tenus d'y résider en raison de leurs fonctions. Nous croyons que la commission est compétente, puisqu'il s'agit de logements proprement dits, et que la loi de 1850 n'a fait aucune distinction.

Autre question non moins importante. — Les *garnis* sont-ils compris dans les locaux soumis à l'action de la commission ?

A priori, la réponse ne semble pas douteuse, puisque les garnis, quelles que soient leur dénomination et leur catégorie, hôtels meublés, auberges, etc., ne sont pas autre chose que des habitations communes pour les personnes qui n'ont pas de demeure particulière. Les garnis sont, du reste, spécialement visés dans le rapport de M. de Riancey, qui demandait que l'on pût, « pour la moralité, pour la santé, pour la « vie des malheureux qui y sont entassés, prescrire la propreté des « cours et l'aération des réduits infects qui suffoquent les agents de « police eux-mêmes ».

Cependant certaines difficultés se sont élevées dans la pratique.

En effet, les garnis sont soumis à la surveillance de la police municipale, la profession de logeur étant une de celles qui intéressent le plus la sécurité publique. Aussi la loi des 19-22 juillet 1791 (titre I, art. 5), reproduite et sanctionnée par l'articte 475, n° 2, du Code pénal, a fixé les obligations auxquelles sont soumises les personnes qui tiennent des maisons garnies.

A Paris, le préfet de police a dans ses attributions la police des garnis, aux termes de l'article 7 de l'arrêté des consuls du 12 messidor an VIII, et une ordonnance du 15 juin 1832 a déterminé les conditions de tenue de ces établissements. D'un autre côté, le caractère spécial des garnis, qui sont pour ainsi dire des lieux publics, permet à l'administration de publier des règlements sur la salubrité intérieure des maisons meublées, règlements dont la sanction réside dans l'application des articles 471, § 15, et 474 du Code pénal et de l'article 161 du Code d'instruction criminelle, sans préjudice des mesures administratives, auxquelles les contraventions peuvent donner lieu, notamment la fermeture des garnis. C'est en vertu de ces pouvoirs qu'ont été rendues à Paris, d'abord l'ordonnance de police du 20 novembre 1848 qui, dans son § 7, proportionne le nombre de lits au cube des chambres, et, dans ces derniers temps, l'ordonnance du 7 mai 1878, qui a déterminé les prescriptions hygiéniques auxquelles seraient dorénavant soumis les garnis. Cette ordonnance de 1878 a été provoquée par la commission des logements insalubres de Paris, qui en avait préparé les principaux éléments.

Il résulte de cette situation que le conseil municipal et le préfet de police demandent, chacun de leur côté, l'exécution de travaux d'assainissement dans les garnis. Pour remédier aux inconvénients que pouvait amener cette double compétence, la préfecture de police avait proposé de confier au conseil municipal, et par suite à la commission des logements insalubres, le soin de réclamer les travaux inhérents à l'immeuble, en se réservant le droit de poursuivre l'exécution des travaux dans l'intérieur même des garnis.

Ce partage d'attributions n'a pas été admis par la commission des logements insalubres, qui a fait valoir qu'en raison des termes généraux de la loi de 1850, l'existence de règlements administratifs ne faisait pas obstacle à sa compétence et que, d'ailleurs, ces règlements étaient souvent trop incomplets pour qu'on pût y avoir recours. Il faut ajouter qu'en prenant cette résolution, la commission se basait sur le défaut d'application de l'ordonnance du 7 mai 1878 qui était restée lettre morte jusqu'à ces derniers temps.

En réalité, les inconvénients que pouvaient faire craindre ces compétences similaires ne sont pas à redouter. Dans la pratique, lorsqu'il existe un règlement administratif dont les dispositions sont suffisantes au point de vue de l'hygiène, la commission n'hésite pas, malgré la généralité de ses pouvoirs, à renvoyer l'affaire au service compétent pour y donner la suite nécessaire ; ce mode de procéder permet d'ailleurs d'arriver à une conclusion plus prompte qu'en retenant l'affaire pour la soumettre aux formalités fort longues de la loi de 1850.

Nous déclarons donc sans hésiter que les garnis restent soumis à l'action de la commission, qui conserve toujours le droit de réclamer les travaux d'assainissement qui lui paraîtraient nécessaires et dont l'exécution ne serait pas comprise parmi les prescriptions de l'ordonnance du 7 mai 1878.

La question est d'autant plus grave que le nombre et la population des garnis s'accroissent de jour en jour, et que la salubrité de la plupart d'entre eux laissent autant à désirer qu'à l'époque où Frégier (1840)[1] et le conseil de salubrité de Paris (1843) constataient leur état déplorable :

« Les agents de police chargés de la surveillance de ces chambres

---

1. *Des Classes dangereuses des grandes villes.*

« en garni, dit Frégier, en font une peinture effroyable. Chaque loca-
« taire garde auprès de lui sa hotte, quelquefois comble d'immondices,
« et de quelles immondices ! Lorsque les agents arrivent chez les
« logeurs pour y faire leurs relevés ordinaires ou la recherche de quel-
« que individu suspect, ils éprouvent une suffocation qui tient de
« l'asphyxie. Ils ordonnent l'ouverture des croisées, quand il y a moyen
« de les ouvrir, et les représentations sévères qu'ils adressent aux
« logeurs sur cet horrible mélange d'êtres humains et de matières
« animales en dissolution, ne les émeuvent pas. Les logeurs répondent
« à cela que leurs locataires y sont accoutumés aussi bien qu'eux. »

« On voit agglomérés dans des espèces de cages, ajoute le conseil
« de salubrité de Paris, de malheureux chiffonniers au crochet qui
« n'ont pour lit qu'une couche de paille sale, pour eux et pour leurs
« enfants ; encore est-elle placée au milieu de quelques chiffons triés,
« d'où émane une odeur repoussante.... De ces sortes de chenils que
« l'on décore du nom d'hôtels garnis, impossible de les faire sortir ;
« ils y vivent le jour, ne le quittent que la nuit, et la police seule ose
« y pénétrer pour y exercer une surveillance souvent et trop souvent
« infructueuse. »

Les rapports de la commission des logements insalubres démontrent
que la situation n'a pas changé. Décrivant l'intérieur d'un hôtel meublé
de la rue des Boulangers, M. le docteur du Mesnil s'exprime ainsi [1] :
« Les cinq étages de cet immeuble sont divisés et subdivisés en loges
« noires et puantes, dont quelques-unes, à rez-de-chaussée, ne sont
« éclairées qu'en second jour sur des couloirs humides. Les chambres,
« où sont empilés les locataires, sont encombrées de sièges boiteux,
« de commodes effondrées, sur lesquels sont déposés pêle-mêle des
« guenilles, des chaussures hors de service, des légumes et notamment
« des tomates en grande quantité. Tous les habitants de ces logis sont
« groupés au milieu de la pièce, autour de poêles sans couvercle et
« sans tuyau de fumée dans lesquels on fait brûler du charbon de bois
« pour cuire les aliments et chauffer la pièce. Dans tous ces logements
« et dans leurs dépendances, escaliers et couloirs sombres et étroits,
« règne la malpropreté la plus grande ; l'air est saturé d'émanations
« fétides. On en sort couvert de vermine. »

D'après un document communiqué par la préfecture de police et

---

1. *L'Habitation du pauvre à Paris.*

consigné dans un rapport de M. Villard, membre du conseil municipal, on constate qu'il existait à Paris, en 1875, 9,297 garnis contenant
132,643 locataires, et en 1883, 11,753 garnis comprenant 240,164 locataires, c'est-à-dire que le nombre des locataires s'est accru, dans l'espace de huit ans, de 107,521, alors que le nombre des garnis n'aug-
mentait que de 2,456. « Ainsi, fait remarquer M. Villard, en même
« temps que la population de Paris s'accroissait en huit années de plus
« de 300,000 habitants, et passait de 2 millions à 2,300,000 habitants,
« représentant 15 p. 100 d'augmentation, la population des garnis aug-
« mentait de plus de 80 p. 100, alors que le nombre de ces garnis ne
« s'accroissait que de 20 p. 100. Dans la plupart des cas, c'est par une
« diminution de la surface louée dans chaque garni que cet accroisse-
« sement a pu être obtenu, en réduisant dans une proportion effroyable,
« l'air, l'espace, le confortable déjà très restreints réservés à la popula-
« tion forcée de recourir aux garnis. De là ces caves, ces taudis, dans
« lesquels est entassée, ou plutôt enfouie, toute une population d'ou-
« vriers, de femmes, d'enfants ; de là cette mortalité, ces épidémies,
« qui ont éprouvé et éprouveront encore la ville de Paris dans une
« proportion inouïe tant qu'on n'aura pas remédié à ce misérable état
« de choses. »

Enfin, dans sa séance du 12 juin dernier, l'Académie de médecine a
émis le vœu qu'il fût pris les mesures nécessaires pour « veiller à ce
« que la police exerce une surveillance incessante sur les logements
« garnis, afin de s'assurer qu'ils sont proprement tenus et qu'ils ne
« renferment pas plus de locataires qu'il ne convient ».

3° Les commissions pourront désormais visiter d'office les habitations et locaux insalubres, sans attendre des signalements, comme le
porte la loi de 1850. Ce mode actuel de procéder soulevait des réclamations de la part des intéressés, qui ne pouvaient comprendre pour
quels motifs on les poursuivait, eux particulièrement, tandis que leurs
voisins, dont les immeubles étaient également insalubres, n'étaient pas
inquiétés.

4° Les commissions pourront visiter les habitations et locaux insalubres, alors même qu'ils ne seraient pas occupés. Il semblerait, à
première vue, que cette prescription n'a pas de raison d'être, puisque
ces locaux étant vacants. leur insalubrité ne peut être nuisible ; mais

un instant de réflexion suffira pour faire comprendre que la mauvaise disposition de ces locaux peut être dommageable aux voisins et qu'en tout cas, il est du devoir de l'autorité de prévenir les dangers sérieux que pourrait occasionner, à un moment donné, en temps d'épidémie, par exemple, un état de choses pernicieux.

5° Actuellement, la loi ne s'applique pas au logement occupé par le propriétaire, soit seul, soit avec sa famille. Par un scrupule qui prouve que le législateur voulait éviter de paraître compromettre le principe de la propriété, la loi s'arrête devant le domicile du propriétaire et ne permet pas d'y pénétrer. On présumait que le propriétaire, dans son intérêt et dans sa sollicitude pour les siens, saurait prendre les mesures nécessaires pour sauvegarder sa santé et celle de sa famille. La loi ne lui défendait que ce qui pouvait nuire à autrui. Elle lui laissait, comme l'a dit M. de Melun (du Nord), « la triste liberté du suicide ».

Cette théorie de la liberté du suicide est spécieuse. « En raisonnant « ainsi, dit avec juste raison M. Émile Laurent [1], on oublie que l'habi- « tation par un propriétaire d'une maison insalubre, est un suicide « d'une nature toute particulière. Lorsqu'un propriétaire habite en « famille un logement insalubre, il ne nuit pas qu'à lui-même, il nuit « encore à ses domestiques, à sa femme, à ses enfants ; et, si ces der- « niers contractent des maladies scrofuleuses, par exemple, ou des « maladies de la peau, ils nuiront aux enfants du voisinage et, par « conséquent, à beaucoup d'autres qu'au propriétaire lui-même. Si « cette maison, ainsi habitée, devient, par suite de son insalubrité « même, un foyer de maladies contagieuses ou épidémiques, si la fièvre « typhoïde, si le choléra, comme on l'a vu à certaines époques, s'y « fixent et déciment, en rayonnant, les habitants du voisinage, sou- « tiendra-t-on que la liberté du suicide laissée aux propriétaires « n'a point nui à la santé publique, n'a point lésé les intérêts géné- « raux ? »

Une aussi fâcheuse exception ne peut plus être maintenue aujour-d'hui ; elle serait en contradiction avec les principes les plus élémentaires de l'hygiène et constituerait un obstacle à la mission de l'autorité qui est de sauvegarder la santé publique. La loi doit protéger le propriétaire contre lui-même, contre son indifférence, contre son incurie,

---

1. *Les Logements insalubres.*

bien moins dans son intérêt particulier que dans l'intérêt général de la salubrité qui est d'ordre public.

Nous ne pouvons donc qu'approuver la proposition de soumettre à l'action de la loi l'habitation même du propriétaire.

ARTICLE 2.

Sont considérés comme dépendances, notamment : les loges de concierge, allées, couloirs, escaliers, cours, écuries, remises, chenils, étables, basses-cours, dépôts d'ordures et de fumiers, cabinets et fosses d'aisances, urinoirs, puits, puisards, citernes, mares, les canalisations privées d'eau, de chauffage et d'éclairage, les conduits de fumée, les voies privées de toute nature (cours, courettes, impasses, ruelles), les jardins.

Cet article a pour but de faire cesser les nombreuses controverses qui se sont élevées au sujet de l'interprétation de l'expression trop générale de *dépendances*.

On appelle communément dépendances de l'habitation, toutes les parties extérieures, destinées à l'usage commun ou particulier des locataires. Il paraît évident que le logement ne peut être complet qu'à la condition de comprendre ses dépendances, telles que couloirs, escaliers, cours, etc.

Cependant, l'interprétation de ce mot *dépendances* appliqué aux *voies privées*, a donné lieu à des difficultés. On appelle *voies privées* les voies qui, n'étant pas classées, ne font pas partie du domaine public et, par suite, sont la propriété des riverains. Tantôt ces voies sont fermées, tantôt ces voies sont ouvertes à leurs extrémités, et, dans ce dernier cas, elles revêtent le caractère de véritables rues livrées à la circulation générale des piétons et des voitures, comme les voies publiques.

La commission des logements insalubres de Paris a toujours prétendu qu'elle avait action aussi bien sur les unes que sur les autres. Cependant la jurisprudence du Conseil d'État et de la Cour de cassation lui a dénié ce pouvoir en ce qui concerne les voies privées ouvertes à leurs extrémités, ces tribunaux ne considérant pas les voies de cette nature comme constituant des *dépendances* des habitations dans le sens de la loi du 13 avril 1850. Cette jurisprudence se base sur ce motif que l'autorité municipale a le droit, en vertu de la loi des 16-24 août 1790, de prescrire directement les mesures de salubrité reconnues nécessaires dans les voies privées livrées à la circulation générale. Mais cette raison n'a qu'une valeur relative, attendu que la Cour de cassation a décidé à plusieurs reprises que les propriétaires avaient la faculté de se soustraire à ces prescriptions en fermant les voies de manière à empêcher le public d'y pénétrer. Il paraît donc plus logique de soumettre les voies privées de toute nature à l'action de la commission, ainsi que le propose le projet de loi.

Seulement, pour éviter toute ambiguïté, nous désirerions que cette intention fût précisée davantage, en ajoutant, après les voies privées de toute nature, les mots suivants : *ouvertes ou fermées à leurs extrémités.*

Enfin, nous nous demandons pourquoi le projet de loi comprend les *cours et courettes* dans l'énumération des voies privées. Les cours et courettes font partie intégrante de la construction ; elles sont placées à l'intérieur des bâtiments, tandis que les voies privées sont situées à l'extérieur. Nous croyons donc qu'il y aurait lieu de les retrancher de cette énumération, tout en les maintenant dans la rédaction de l'article parmi les dépendances des habitations.

ARTICLE 3.

Sont réputés insalubres les habitations, logements, ateliers, locaux et dépendances qui se trouvent, par leur mode de construction ou d'aménagement, par le défaut d'air, de lumière, d'eau ou par toute autre cause, dans des conditions de nature à porter atteinte à la vie ou à la santé, soit de leurs habitants, soit des habitants de la commune.

1° Cet article précise beaucoup plus nettement que ne le fait la loi de 1850 les causes d'insalubrité qui peuvent motiver l'intervention de la commission. Cependant, sa rédaction ne nous semble pas suffisamment complète en ce qui concerne la nécessité d'avoir un approvisionnement d'eau dans les habitations. Cette question est assez importante pour que nous nous y arrétions un instant.

La malpropreté des habitations est une des causes les plus graves d'insalubrité, et le meilleur moyen de la combattre, le seul, pour ainsi dire, est l'emploi de l'eau qui permet d'opérer les lavages et nettoyages nécessaires.

L'opinion des hygiénistes est unanime sur ce point, et l'administration a toujours été du même avis que les hygiénistes. En effet, sans parler des anciens règlements qui prescrivaient l'établissement de puits dans les maisons au double point de vue de la salubrité et de la sécurité, de nos jours, l'ordonnance de police du 20 novembre 1848 et celle du 23 novembre 1853 qui l'a remplacée, disposent que les tuyaux et cuvettes d'eaux ménagères, les gargouilles, caniveaux et ruisseaux des cours et des allées doivent être lavés et nettoyés plusieurs fois par jour. En outre, l'ordonnance du 7 mai 1878 stipule, dans son article 11, que « chaque maison louée en garni sera pourvue d'une quantité « d'eau suffisante pour assurer la propreté et la salubrité de l'immeuble. « et pour pourvoir aux besoins des locataires ».

D'autre part, le Congrès international d'hygiène, qui s'est tenu à Paris en 1878, a émis le vœu « que l'introduction de l'eau dans les « logements insalubres, et notamment dans les logements d'ouvriers, « prenne place, comme prescription légale, dans les ordonnances et rè- « glements de police ». Enfin, cette mesure se trouve également édictée dans un projet de règlement sur la salubrité des constructions, soumis en ce moment à l'examen du conseil municipal de Paris et dans les termes suivants : « Tout immeuble pouvant servir d'habitation devra « être alimenté en eau provenant de la canalisation de la ville, dès « que cette canalisation sera établie dans la voie publique la plus « rapprochée de l'immeuble. » Un premier travail, préparé par la commission des logements insalubres de Paris, et qui a servi de base pour l'étude de ce projet de règlement, évalue la quantité d'eau né- cessaire dans une maison ainsi qu'il suit, savoir : 3 décilitres par mètre cube de bâtiment, 3 litres par mètre de surface d'allées, écu- ries et cours, et 25 litres par cabinet d'aisances commun.

Dernièrement encore, l'Académie de médecine, dans sa séance du 12 juin 1883, appelait l'attention des pouvoirs publics sur la nécessité de distribuer des eaux de source dans toutes les maisons de Paris.

Il ne faut pas oublier non plus les immenses travaux entrepris et continués sans relâche par certaines grandes villes, et notamment à Paris, pour répandre l'eau à profusion dans tous les quartiers. Il résulte d'une communication faite par M. Alphand, directeur des travaux de Paris, à une commission spéciale du conseil municipal, qu'il serait nécessaire de prendre des mesures pour assurer dans la capitale un débit moyen journalier de 400 litres par habitant.

Aussi la commission parisienne n'a-t-elle jamais hésité, dans ses nombreux rapports, à proposer d'imposer aux propriétaires l'obligation de pourvoir leurs immeubles d'eau salubre et en quantité suffisante pour assurer l'entretien de propeté de l'immeuble et de ses dépendances. Il faut remarquer ici que la commission laisse au propriétaire toute latitude sur les moyens à employer pour fournir de l'eau à ses locataires, et qu'en outre elle ne demande de l'eau que pour les besoins de la salubrité, et nullement pour les usages domestiques, c'est-à-dire pour la boisson et la cuisson des aliments.

Jusque dans ces derniers temps, les prescriptions du conseil municipal, qui avait toujours adopté les propositions de la commission, n'avaient pas soulevé de protestations ou du moins n'avaient pas été annulées par les tribunaux administratifs, juges des réclamations des propriétaires. Le conseil de préfecture de la Seine avait même admis implicitement la nécessité de l'eau dans une cité populeuse, connue sous la dénomination de *Cité Jeanne-d'Arc* (arrêté du 28 juillet 1881). Mais dans trois affaires récentes (arcades du viaduc Daumesnil, Compagnie des chemins de fer de l'Est ; — rue du Faubourg-Saint-Martin, Minoret ; — rue des Jardins-Saint-Paul, Mondrel), le conseil de préfecture a annulé les délibérations du conseil municipal qui prescrivaient un approvisionnement d'eau dans les immeubles pour les besoins de la salubrité.

Dans la première affaire (Compagnie des chemins de fer de l'Est), la décision du conseil de préfecture était basée sur ce motif que le propriétaire n'était pas tenu de fournir aux locataires l'eau nécessaire pour le lavage et l'entretien des lieux loués. Cette décision ne paraissant pas assez importante pour devoir faire jurisprudence, l'administration ne s'en préoccupa pas. Il n'en fut pas de même des deux autres affaires. Dans la première (Minoret), la prescription était annulée, attendu que le conseil municipal aurait seulement le droit d'exiger des travaux de nature à modifier l'immeuble. Dans la seconde (Mondrel), le motif de l'annulation était que l'absence d'eau ne constituait pas une cause d'insalubrité inhérente à l'immeuble, pouvant donner lieu à l'application de la loi de 1850.

Ces deux décisions étaient fort graves ; elles pouvaient avoir les conséquences les plus fâcheuses au point de vue de l'hygiène. Aussi l'administration municipale demanda au ministre compétent (le ministre du commerce) de se pourvoir, dans l'intérêt de la loi, devant le Conseil d'État contre les arrêtés du conseil de préfecture, et elle joignit à l'appui de son recours un rapport très complet de la commission des logements insalubres sur la question. Mais le pourvoi fut rejeté par une décision du Conseil d'État, en date du 11 novembre 1881 ; cette décision est ainsi motivée :

« Considérant que si aucune disposition de la loi du 13 avril 1850
« ne fait obstacle à ce que l'adduction de l'eau dans un immeuble soit
« considérée, dans certaines conditions déterminées, comme rentrant
« dans les mesures indispensables d'assainissement prévues par l'ar-
« ticle 1er de ladite loi, le ministre du commerce n'établit pas que le
« conseil de préfecture, en se fondant, pour annuler l'injonction du
« conseil municipal, sur ce que, dans les espèces qui lui étaient sou-
« mises, l'absence d'eau ne constituait pas une cause d'insalubrité
« inhérente à l'immeuble, ait violé aucune loi : qu'ainsi ledit ministre
« n'est pas fondé à demander l'annulation, dans l'intérêt de la loi, de
« la décision attaquée. »

Comme on peut s'en rendre compte, le Conseil d'État ne s'est pas prononcé d'une façon bien nette sur la question. Il admet la nécessité de l'eau dans certains cas : il la rejette dans d'autres. C'est une affaire d'espèce et d'appréciation.

Cette solution ne satisfera pas les hygiénistes et ne permettra pas de remédier à une des causes d'insalubrité les plus fréquentes, la malpropreté des habitations. « Aucune habitation ne peut être réputée sa-
« lubre, dit un rapport de la commission parisienne, si elle ne possède
« pas l'eau nécessaire pour laver et nettoyer fréquemment toutes les
« parties de l'immeuble.... Il est difficile d'admettre que le voisinage
« d'une borne-fontaine, même située à peu de distance de la maison,
« puisse répondre aux besoins de la salubrité, attendu que les lavages
« ne s'effectuent utilement que lorsqu'on a l'eau à sa portée ; toute gêne
« apportée dans les moyens de se procurer l'eau fait qu'on ne va pas
« la chercher, et qu'on ne fait rien.... »

En mentionnant le *défaut d'eau* parmi les causes d'insalubrité, le projet de loi résout une partie des difficultés actuelles, puisqu'il ne limite pas les causes d'insalubrité à celles qui sont inhérentes à l'immeuble et qu'il donne ainsi à la commission et au conseil municipal une grande liberté d'appréciation, mais la rédaction de l'article n'est pas complète. Pour faire cesser, autant que possible, toute controverse, il faudrait indiquer, non seulement l'absence d'eau, mais aussi l'*insuffisance de l'eau*, parmi les causes d'insalubrité d'un immeuble. Autrement il serait à craindre qu'un propriétaire pût résister victorieusement aux injonctions de l'autorité en faisant valoir qu'il existe dans sa maison un récipient quelconque, tel qu'une citerne ou un réservoir, alors même qu'il serait reconnu que la capacité ou le débit de ce récipient est tout à fait insuffisant pour satisfaire aux exigences de l'hygiène.

D'ailleurs, en complétant dans ces termes la rédaction de l'article, on ne ferait que se conformer aux intentions du rapporteur, M. H. Maze, qui déclare qu'il faut « signaler nettement l'absence ou l'*insuffisance* « *d'eau* parmi les causes d'insalubrité ».

2° L'expression de *leurs habitants,* employée pour désigner les personnes qui occupent des locaux insalubres, nous paraît trop spéciale pour s'appliquer aux personnes qui, sans habiter à proprement parler ces locaux, y passent la journée ou la nuit, à un titre quelconque. Nous préférerions la rédaction beaucoup plus générale, proposée par l'administration, et ainsi conçue : « soit des personnes qui les habitent, « y sont occupées ou y séjournent à quelque titre que ce soit, de jour « ou de nuit. »

3° Remarquons que la loi s'appliquerait aux locaux dont l'insalubrité serait nuisible, non seulement aux personnes qui les occupent, mais aussi aux habitants de la commune, en vertu de ce principe, que nous avons établi, que la santé publique peut être compromise par l'insalubrité provenant d'une habitation particulière.

ARTICLE 4.

L'insalubrité peut être inhérente à l'immeuble ; elle peut aussi résulter de l'abus de jouissance du locataire ou de l'occupant. Dans ce dernier cas, les mesures prescrites et les amendes prononcées seront à la charge du propriétaire, sauf son recours contre le locataire.

Actuellement, l'insalubrité des logements ne tombe sous l'application de la loi que lorsqu'elle dépend du fait du propriétaire, c'est-à-dire lorsqu'elle est inhérente à l'immeuble. L'abus de jouissance du locataire n'est pas, en principe, réprimé. En effet, aucun article du Code civil n'empêche un locataire, à moins de clause contraire insérée dans son bail, de faire des changements dans la distribution des lieux loués, pourvu qu'il remette les localités en bon état à la fin du bail, si le pro-

priétaire l'exige. C'est ainsi qu'il peut déplacer des cloisons, les enlever, en remettre d'autres, établir des alcôves, des soupentes, boucher
des portes et des fenêtres, transformer des cabinets de débarras en
chambres à coucher, etc., etc., sans que le propriétaire puisse s'y
opposer.

On doit reconnaître que cette situation est des plus regrettables, car
les abus de jouissance des locataires sont fréquents et occasionnent
trop souvent l'insalubrité.

Désormais, l'autorité ne serait plus désarmée. Elle pourrait, aux
termes de l'article 4, atteindre l'insalubrité qui serait le fait du locataire
aussi bien que celle qui serait inhérente à l'immeuble. Le propriétaire
resterait toujours responsable dans les deux cas ; c'est à lui que seraient
adressées les injonctions de l'administration ; seulement, la loi lui
donnerait contre son locataire un recours qui n'est pas admis aujourd'hui.

Cette disposition fort sage est le complément de celle dont nous par-
lions sous l'article 1er et qui permet de poursuivre l'insalubrité dans
l'habitation même du propriétaire.

ARTICLE 5.

Le locataire constructeur sera considéré comme propriétaire en ce qui
touche les travaux d'assainissement à exécuter dans les constructions qu'il a
élevées et comme locataire pour tous les autres travaux d'assainissement.

Cette article résout une difficulté qui s'élève fréquemment au sujet de
la responsabilité du locataire. Quelques explications sont nécessaires
pour faire comprendre la portée de cette disposition.

Aux termes du Code civil (art. 552, 553 et 555), le propriétaire
du sol est en même temps propriétaire des constructions élevées par son
locataire, sauf à indemniser ce dernier ou à lui laisser enlever ses
matériaux à la fin du bail. Mais à côté de la règle, il y a l'exception.
En effet, il peut très bien se faire que des conventions, qui sont parfaitement légales, aient attribué la propriété des constructions au locataire qui les a élevées ; dans ce cas, le locataire constructeur a tous les
droits et toutes les obligations d'un propriétaire sur les constructions
qu'il a élevées. La jurisprudence est formelle sur ce point.

Toutefois, une question délicate se présente, celle de savoir si les
droits de propriété du locataire constructeur comprennent seulement le

bâtiment et non le sol sur lequel repose le bâtiment, ainsi que le sol des cours, allées et passages servant d'accès au bâtiment, ou bien si ces droits de propriété comprennent tout à la fois le bâtiment et le sol.

Nous avions pensé[1] qu'il y avait là deux propriétés distinctes, celle du bâtiment et celle du sol. Le locataire constructeur, propriétaire du bâtiment, était responsable de l'insalubrité qui tient à la construction proprement dite, c'est-à-dire de la mauvaise qualité des matériaux, du défaut d'aération, de l'exiguïté des pièces, de l'absence des cabinets d'aisances, etc., tandis que le propriétaire du sol restait responsable de l'insalubrité causée par la nature du sol même, c'est-à-dire de son humidité, du mauvais entretien du pavage, du défaut d'écoulement des eaux ménagères, etc.

Notre théorie n'a pas été admise par la jurisprudence du conseil de préfecture, qui a toujours considéré les passages, cours, etc., comme des dépendances de la construction : « Considérant, porte un arrêté « du 5 juillet 1882, que les ruisseaux et pavages réputés insalubres « sont l'œuvre et la propriété du locataire au même titre et sous les « mêmes conditions que les constructions proprement dites... » L'adoption de cette jurisprudence a eu pour effet d'empêcher l'administration de remédier à l'insalubrité d'un grand nombre de cités situées dans les quartiers excentriques, et qui ne sont occupées que par des locataires constructeurs, dans une situation trop misérable pour leur permettre d'exécuter les travaux réclamés.

L'article 5 aura pour effet de faire cesser cet état de choses. En divisant la responsabilité entre le locataire constructeur et le propriétaire du sol dans les conditions de notre système, la loi permettra d'assurer l'exécution des travaux d'assainissement du sol de ces cités, sol dont le mauvais entretien est souvent la principale cause d'infection de la cité.

Tout en adoptant pleinement la proposition de la commission parlementaire, nous nous demandons si la rédaction de l'article est suffisamment précise. Puisque l'intention de la commission est d'établir une distinction entre le sol et les constructions proprement dites, au point de vue de la responsabilité, il serait bon de le dire nettement, et pour cela nous proposerions une légère addition au dernier membre de phrase de l'article 5 qui serait ainsi rédigé : « et comme locataire

---

1. *Législation sur les logements insalubres. Traité pratique.* 2e édition.

« pour tous les autres travaux d'assainissement *s'appliquant au sol* ».
De cette manière nous croyons que toute équivoque serait impossible.

ARTICLE 6.

Le nombre des membres de la commission est laissé à l'appréciation du conseil municipal, qui le fixera suivant le chiffre et les besoins de la population ; en aucun cas, ce nombre ne pourra être inférieur à cinq.

La commission sera présidée par le maire qui en fera partie de droit ; en cas d'absence ou d'empêchement, le maire sera remplacé par un des adjoints.

A Paris, la présidence appartiendra au préfet de la Seine.

La commission comprendra, autant que possible, un médecin et un architecte, ou, à leur défaut, tout autre homme de l'art, ainsi qu'un membre du bureau de bienfaisance et un membre du conseil des prud'hommes, si ces institutions existent dans la commune.

Le médecin, l'architecte et, en général, les hommes de l'art pourront être choisis hors de la commune ; toutefois, le nombre des membres choisis hors de la commune ne pourra excéder le tiers du nombre des membres de la commission.

Les hommes de l'art pourront faire partie de plusieurs commissions.

La commission se renouvellera tous les deux ans par tiers ; les membres sortants sont indéfiniment rééligibles.

Cet article, dont la rédaction est empruntée en grande partie à la loi de 1850, donne lieu à plusieurs observations :

1° Aux termes des lois des 13 avril 1850 et 25 mai 1864, le nombre des membres de la commission des logements insalubres est laissé à l'appréciation du conseil municipal, sans pouvoir être inférieur à 5, ni supérieur à 20, sauf à Paris où ce nombre peut être porté jusqu'à 30.

Dans le projet de loi, le conseil municipal a une plus grande liberté quant à la fixation du nombre des membres de la commission ; le minimum reste fixé à 5, mais il peut être dépassé sans indication de limite, suivant le chiffre et les besoins de la population.

Bien qu'aucune condition particulière ne soit imposée aux candidats aux fonctions de membre de la commission, nous estimons cependant qu'en vertu des principes généraux du droit, nul ne peut être élu membre de la commission, s'il n'est citoyen français, âgé de 21 ans, jouissant de ses droits civils et politiques et ne se trouvant dans aucun des cas prévus par les articles 15 et 16 du décret organique du 2 février 1852 sur les élections. Il serait inadmissible qu'un étranger, un mineur, un incapable, un individu déclaré indigne d'être inscrit sur les listes électorales, pût être élu membre d'une commission chargée de l'examen de questions entravant dans une certaine mesure l'exercice du droit de propriété.

Mais à côté des causes d'incapacité et d'indignité qui n'ont pas besoin d'être inscrites dans la loi, n'y a-t-il pas lieu de prévoir les incompatibilités? Tout en donnant au conseil municipal entière latitude quant au choix des candidats, le législateur entend-il également lui laisser la faculté de désigner même les personnes dont les fonctions se concilient difficilement avec celles de membre de la commission des logements insalubres? Ainsi, les conseillers municipaux, les magistrats de l'ordre judiciaire ou administratif, qui sont chargés, les uns, de statuer sur les propositions de la commission, les autres, de les contrôler, peuvent-ils être nommés membres de cette commission? Nous ne le pensons pas; mais comme il est de principe que les incompatibilités sont de droit étroit, nous croyons qu'il serait nécessaire de les mentionner dans la loi.

Nous reconnaissons, ainsi que nous l'avons déjà fait observer à l'occasion de l'article 1er, que notre proposition aura pour conséquence d'entraver l'organisation des commissions dans les petites communes ; mais nous rappellerons que, pour éviter cet inconvénient, nous avons proposé d'autoriser plusieurs communes à se réunir pour n'avoir qu'une seule commission ; cette combinaison donnerait certainement aux conseils municipaux les facilités nécessaires pour constituer des commissions de logements insalubres dans des conditions régulières.

2° Le projet désigne comme président de la commission le maire de la commune et, à son défaut, l'adjoint. Nous ne pensons pas qu'en indiquant spécialement l'adjoint, comme président, à défaut du maire, la commission parlementaire ait entendu exclure de la présidence, à défaut du maire et des adjoints, le conseiller municipal désigné par le préfet ou le premier dans l'ordre du tableau, conformément aux termes de l'article 4 de la loi du 5 mai 1855. Cette légère difficulté serait évitée en ne parlant que du maire comme président ; la délégation de l'adjoint ou du conseiller municipal s'ensuivrait régulièrement dans les conditions indiquées par la loi.

3° La même question se présente pour la ville de Paris, où, comme on le sait, le préfet de la Seine n'a pas d'adjoint proprement dit, en sa qualité de maire central de Paris. Qui le remplacera en cas d'absence ou d'empêchement? Aux termes de l'ordonnance royale du 29 mars 1821, les préfets, en cas d'absence ou d'empêchement, peuvent être remplacés, soit par le secrétaire général, soit par un conseiller de préfecture, au choix du préfet. Cette disposition peut-elle recevoir son application dans la question qui nous occupe, bien que le préfet de la Seine ne soit président de la commission qu'en raison de sa qualité de maire de Paris? Nous croyons pouvoir répondre affirmativement, la ville de Paris étant soumise à un régime différent des autres communes du territoire. Néanmoins, il serait bon de le dire nettement, le préfet de la Seine ne pouvant pas, la plupart du temps, présider la commission des logements insalubres, en raison de la multiplicité de ses occupations. En outre, on éviterait le retour de difficultés qui se sont présentées à ce sujet, et qui ont même fait l'objet d'un pourvoi devant le Conseil d'État.

4° Bien que le projet de loi ne le dise pas, nous pensons que la commission peut être autorisée, par le maire ou le préfet de la Seine, à nommer des vice-présidents et des secrétaires, pris dans son sein, et qu'elle est libre de faire son règlement intérieur.

Nous pensons aussi que le conseil municipal a le droit, ainsi que cela a déjà eu lieu à Paris, d'allouer sur le budget de la commune des jetons de présence aux membres de la commission.

5° Nous regrettons que le rapporteur n'ait pas cru devoir insérer dans la loi la faculté pour l'administration municipale de se faire représenter dans la commission. La présence d'un agent de l'administration, secrétaire de mairie ou autre employé, ne pourrait qu'être très utile pour l'instruction des affaires; nous ajouterons même qu'elle est indispensable dans bien des cas. La commission parisienne, qui en fait l'expérience depuis l'origine de son fonctionnement, n'a qu'à se louer des résultats obtenus ; aussi réclame-t-elle le maintien de la présence à ses séances d'un agent de l'administration.

TITRE II.

ARTICLE 7.

Aussitôt après sa constitution, la commission devra rechercher les locaux insalubres ; elle déterminera l'état d'insalubrité, en indiquera les causes et précisera les moyens d'y remédier ; elle désignera les locaux qui ne seraient pas susceptibles d'assainissement.

Elle pourra s'adjoindre des auxiliaires pour des cas spéciaux.

Ces auxiliaires seront nommés par le maire, sur la présentation de la commission ; ils pourront recevoir une indemnité imputable sur un crédit ouvert au budget municipal.

1° Un des vices de la loi de 1850 est certainement la durée trop longue de la procédure qui ne permet pas, comme nous l'avons fait remarquer au commencement de cette étude, de terminer les affaires les plus simples avant un délai de six mois à un an.

Le projet remédie en partie à ces graves inconvénients, soit en abrégeant les délais déjà consentis par la loi actuelle, soit en obligeant le conseil de préfecture à statuer dans un délai déterminé, mais il ne prescrit aucune mesure de ce genre en ce qui concerne les travaux de la commission des logements insalubres. Il importerait de combler cette lacune si l'on veut obtenir des résultats efficaces. Aussi, nous proposerions de fixer à un mois le délai dans lequel doivent être présentés les rapports de la commission. Nous demanderions également qu'on laissât à la commission la faculté d'indiquer les délais dans lesquels les travaux d'assainissement doivent être effectués ou l'immeuble interdit à titre d'habitation, s'il ne peut être assaini. La commission, qui a vu les locaux insalubres, ne peut donner que des indications très utiles qui permettront au conseil municipal de se prononcer en connaissance de cause.

2° La faculté laissée à la commission de s'adjoindre des auxiliaires pour des cas spéciaux, constitue une des innovations du projet. L'utilité de cette disposition nous paraît contestable, et notre opinion semble partagée par M. le rapporteur, qui s'exprime ainsi : « Elle se justifierait « peut-être difficilement dès qu'on donnerait au conseil municipal, « comme nous le demandons, le droit d'augmenter, selon les besoins,

« le nombre des membres de la commission des logements insalubres. »
Cette raison suffit pour faire abandonner la proposition de la commission parlementaire.

Mais nous croyons que cette création inutile d'auxiliaires pourrait être remplacée avantageusement par celle d'inspecteurs spéciaux qui auraient pour mission, tout à la fois, de signaler les locaux insalubres, de fournir les renseignements nécessaires à la commission et d'assurer la prompte exécution des prescriptions administratives. La création de ces emplois d'inspecteurs rendrait certainement de grands services dans les villes importantes, principalement à Paris, où le nombre considérable d'habitations appelle une surveillance de tous les instants.

ARTICLE 8.

Les rapports de la commission seront déposés au secrétariat de la mairie et les intéressés ou leurs représentants légaux, en cas d'absence, de minorité ou d'interdiction, seront mis en demeure d'en prendre communication et de produire leurs observations dans un délai de quinze jours.

Quelles sont les personnes que l'article 8 a en vue en employant le termes d'*intéressés?* Cette expression, prise dans son acception la plus générale, pourrait s'appliquer tout aussi bien aux propriétaires qu'aux locataires, aux voisins, aux plaignants, les uns et les autres ayant un intérêt à l'exécution des mesures de salubrité prescrites par l'administration. Mais telle n'est pas la signification que la loi qui nous occupe entend attacher à cette expression. Sous la dénomination d'*intéressés,* il faut comprendre les personnes qui sont responsables de l'insalubrité, qui doivent exécuter les prescriptions de l'autorité et qui sont passibles, en cas de contravention, des peines édictées par la loi ; ces personnes sont : les propriétaires, les usufruitiers, les usagers, les emphytéotes et les locataires constructeurs. Les locataires ordinaires, les voisins, etc., ne sont pas parties en cause. La loi sur la salubrité des habitations est une loi d'ordre général, qui n'a pas à intervenir dans des contestations privées ; elle s'adresse au propriétaire, parce qu'il est le répondant de l'immeuble, mais elle ne connaît que lui ; ce qui n'empêche pas les locataires de s'adresser aux tribunaux civils pour demander la réparation du préjudice que peut entraîner pour eux l'inexécution des mesures d'assainissement reconnues nécessaires dans leurs logements. C'est dans ce sens que s'est toujours prononcé le conseil de préfecture de la Seine. La solution ne pouvait d'ailleurs être douteuse en présence des termes de la loi de 1850, qui désigne spécialement le propriétaire, l'usufruitier ou l'usager comme étant passible d'une amende en cas de contravention.

Il n'en est pas de même dans le projet de loi, qui n'indique dans aucun de ses articles ce que l'on doit entendre par le mot *intéressés*. Aussi, pour prévenir toute équivoque, nous estimons qu'il conviendrait de les désigner, en les dénommant dans les différents articles qui en font mention, en commençant par l'article 8. Comme nous l'avons dit, ces intéressés sont le propriétaire, l'usufruitier, l'usager, l'emphytéote et le locataire constructeur.

ARTICLE 9.

A l'expiration de ce délai, les rapports et observations seront soumis au conseil municipal qui déterminera :

1° Les travaux d'assainissement et les lieux où ils devront être entièrement ou partiellement exécutés, ainsi que les délais de leur achèvement ;

2° Les habitations qui ne sont pas susceptibles d'assainissement.

De même que pour la commission des logements insalubres, nous demandons qu'un délai soit imparti au conseil municipal pour délibérer sur les affaires qui lui sont soumises, et nous proposons, à cet effet, que le conseil municipal soit tenu de statuer dans la plus prochaine session ordinaire ou extraordinaire qui suivra la date de la transmission des affaires à cette assemblée.

Nous demandons également que le conseil ait la faculté d'indiquer une époque pour l'évacuation des locaux qui ne sont pas susceptibles d'assainissement. Cette date, indiquée par le conseil, servirait comme renseignement au maire chargé de prononcer l'interdiction d'habitation à titre provisoire.

Ce renseignement serait d'une grande importance dans les cas d'urgence, en temps d'épidémie, par exemple, où les mesures, pour être efficaces, doivent être prises sans aucun retard.

ARTICLE 10.

Le maire notifiera la décision du conseil municipal aux intéressés et leur enjoindra, par mesure d'ordre et de police, d'exécuter les travaux nécessaires.

La notification aura lieu dans le délai de 8 jours.

L'article prescrit bien un délai de huit jours pour la notification de la décision du conseil municipal, mais il n'en indique pas pour l'arrêté d'injonction du maire. Le projet entend-il que le même délai de huit jours soit applicable à la notification de l'arrêté d'injonction? S'il en était ainsi, nous ferions observer que ce délai serait trop court, à Paris du moins, en raison du grand nombre d'affaires, ainsi que des formalités que nécessitent la signature de l'arrêté et la notification des actes administratifs. Ce délai devrait être de quinze jours au moins. Il faudrait, dans tous les cas, que ce ne fût pas un délai de rigueur.

ARTICLE 11.

Un recours est ouvert aux intéressés contre les décisions du conseil municipal devant le conseil de préfecture, dans le délai de quinze jours, à dater de la notification de l'arrêté municipal.

Ce recours sera suspensif. Le conseil de préfecture sera tenu de statuer dans le délai d'un mois à partir du dépôt de la requête au greffe.

Si le conseil a ordonné une expertise, ce délai sera porté à deux mois.

1° En disposant que c'est à dater de la notification *de l'arrêté municipal* que part le délai de recours ouvert contre les *décisions du conseil municipal*, l'article 11 tombe dans la même confusion de rédaction que l'article correspondant de la loi de 1850. Dans un grand nombre de cas, en effet, les propriétaires, trompés par la rédaction ambiguë de la loi, se sont pourvus contre *l'arrêté municipal* au lieu de se pourvoir contre la *décision du conseil municipal,* et leurs recours ont été nécessairement rejetés par le conseil de préfecture, incompétent pour en connaître.

Pour éviter toute contestation, ne serait-il pas préférable de faire courir le point de départ du délai pour le recours *à partir de la notification de la décision du conseil municipal?* Ce ne serait qu'à l'expiration de ce délai, et dans le cas où il n'y aurait pas eu de recours, que le maire prendrait son arrêté d'injonction. Si, au contraire, un recours était formé, le maire attendrait que le conseil de préfecture ou le Conseil d'État se fût prononcé, pour prendre ou ne pas prendre son arrêté, suivant la décision du tribunal administratif. C'est ainsi que procède le service compétent de la préfecture de la Seine, et nous avons pu constater que cette manière d'agir, parfaitement logique d'ailleurs, n'avait jamais soulevé la moindre protestation.

Si notre proposition était adoptée, il y aurait lieu de remanier la rédaction de l'article 10 et de la combiner dans le sens que nous indiquons avec la rédaction du premier paragraphe de l'article 11.

2° Le projet impartit au conseil de préfecture un délai pour statuer, mais il ne dit pas quelle sera la sanction de cette disposition.

La décision du conseil municipal sera-t-elle considérée comme rejetée, ou bien sera-ce, au contraire, le recours formé par l'intéressé, comme en matière d'élections, sauf à ce dernier à se pourvoir devant le Conseil d'État? Il serait nécessaire de se prononcer, ainsi que l'a fait l'article 45 de la loi du 5 mai 1855.

3° L'article reconnaît d'une manière formelle au conseil de préfecture le droit de procéder à des expertises en matière de logements insalubres, droit qui lui avait été contesté par l'administration, mais qui avait été admis par le Conseil d'État (décision du 11 novembre 1881).

Ce moyen d'instruction peut être utile pour éclairer le conseil de préfecture ; mais nous croyons qu'il ne doit être employé que dans les cas graves, lorsqu'il s'agit, par exemple, de l'exécution de travaux importants ou d'une interdiction définitive d'habitation. Dans la très grande majorité des affaires, une simple visite des lieux opérée par les membres du tribunal doit suffire pour leur permettre de rendre leur décision.

Il ne faut pas oublier, en effet, que l'expertise, même la plus simple, entraîne des frais souvent très élevés et que le projet ne dit pas par qui ces frais devront être supportés, dans le cas où le réclamant obtiendrait l'annulation de la délibération du conseil municipal. Il n'est guère possible de mettre ces frais à la charge de la commune, qui n'est pas partie à l'instance. Nous partagerions l'avis de M. Émile Laurent[1], qui proposerait de les faire supporter dans tous les cas par les demandeurs « qui, en créant le litige, ont rendu nécessaires les moyens d'instruc-« tion ordonnés en vue de le vider ».

A cette occasion, nous signalerons un mode de procéder qui a été employé par le conseil de préfecture de la Seine-Inférieure pour s'éclairer dans une affaire de logement insalubre (arrêté du 18 décembre 1871, — Cochet). Avant de rendre sa décision, le tribunal avait chargé le conseil départemental d'hygiène et de salubrité, qui accepta

---

1. *Les Logements insalubres.*

la mission, de lui donner son avis sur l'utilité des travaux prescrits. La compétence de ce conseil étant indiscutable en cette matière, il serait à désirer que l'emploi de ce moyen d'instruction pût être ordonné dans les affaires de cette nature. On éviterait en outre les frais toujours coûteux de l'expertise.

ARTICLE 12.

S'il est reconnu que les locaux ne sont pas susceptibles d'assainissement, le maire pourra provisoirement et pour un délai déterminé, en interdire l'habitation. Dans ce cas, avis en sera donné immédiatement aux intéressés ou à leurs représentants légaux.

L'interdiction définitive ne pourra être prononcée que par le conseil de préfecture.

L'article n'impose pas de délai au maire pour prendre son arrêté d'interdiction d'habitation. Il nous semble qu'un délai devrait être fixé, quinze jours par exemple, ainsi que nous l'avons proposé dans l'article 10, pour l'arrêté d'injonction d'exécution de travaux d'assainissement.

Nous répéterons ici ce que nous avons dit à l'occasion de l'article précédent : Il serait utile, dans l'intérêt même du service, que cet arrêté ne fût pris qu'à l'expiration du délai accordé pour former un pourvoi devant le conseil de préfecture ou qu'après la notification de la décision du tribunal administratif, si un recours a été formé.

ARTICLE 13.

Dans tous les cas, les intéressés pourront se pourvoir devant le Conseil d'État.

Cet article n'est que l'application du principe général que les jugements prononcés par le conseil de préfecture peuvent toujours être l'objet d'un appel devant le Conseil d'État.

Cependant la question pouvait être douteuse sous l'empire de la loi actuelle, qui n'avait mentionné le recours devant le Conseil d'État que dans un seul cas, celui d'interdiction absolue d'habitation des logements insalubres ; mais une jurisprudence constante a toujours refusé de voir dans le texte de la loi l'intention de déroger aux principes généraux de la matière.

C'est dans le but de faire cesser toute controverse à cet égard qu'est inséré l'article 13, dont l'utilité ne se comprendrait pas sans cette explication.

Il est entendu que le pourvoi doit être formé, à peine de nullité, dans le délai de trois mois, soit à partir de la notification de l'arrêté du conseil de préfecture, soit à partir de l'expiration du délai d'un mois imparti au conseil de préfecture pour statuer, s'il est admis que la réclamation est considérée comme rejetée, lorsque le tribunal ne s'est pas prononcé dans ce délai.

ARTICLE 14.

Lorsque par suite de l'exécution de la présente loi, il y aura lieu à la résiliation des baux, cette résiliation n'emportera en faveur du locataire aucuns dommages-intérêts.

Cet article traite d'une question délicate, qui touche à la situation respective du propriétaire et du locataire d'un logement déclaré insalubre, liés ensemble par un contrat de bail.

Tout d'abord, il résulte clairement du texte de l'article 14, qui n'est du reste que la reproduction de l'article correspondant de la loi de 1850, que les baux ne sont pas un obstacle à l'exécution de la loi, qui est une loi d'intérêt général.

Mais le propriétaire, auquel l'autorité a enjoint, soit d'exécuter des travaux d'assainissement, soit d'interdire à titre d'habitation tout ou partie d'un local insalubre, peut-il faire partir son locataire qui occupe ce local en vertu d'un bail?

De son côté, le locataire, troublé dans sa jouissance, a-t-il le droit de demander des dommages-intérêts pour le préjudice qui lui est causé?

Suivant nous, deux cas sont à examiner : dans le premier cas, il s'agit de l'exécution de travaux d'assainissement; dans le second cas, il s'agit de l'interdiction d'habitation, totale ou partielle.

1ᵉʳ *cas.* — *Exécution des travaux d'assainissement.* Aux termes de l'article 1724 du Code civil, le preneur seul a le droit de faire résilier son bail, si les réparations à exécuter dans les lieux loués sont de telle nature qu'elles rendent inhabitable ce qui est nécessaire à son logement et à celui de sa famille.

Le projet de loi modifie-t-il cette disposition du Code civil, de telle

sorte que le bailleur puisse également, comme le preneur, demander
la résiliation du bail?

Nous ne le pensons pas. Dans notre opinion, voici quelle a été la
pensée du législateur. Il n'a pas voulu que le propriétaire supportât
à lui seul toutes les conséquences qu'entraîne l'exécution des travaux
prescrits par l'administration. La loi met à sa charge la dépense de
travaux souvent fort coûteux, mais en même temps elle l'exonère de
toute indemnité vis-à-vis du locataire qui voudrait faire résilier son
bail, en vertu de l'article 1724 du Code civil; ce locataire est tenu de
prendre sa part du sacrifice exigé.

Mais le législateur n'entend pas consentir au propriétaire un nouvel
avantage qui ne serait nullement justifié, celui d'obtenir la résiliation
du bail. Ne serait-il pas étrange, en effet, que le bailleur pût profiter
d'un fait qui lui est imputable, l'insalubrité de son immeuble, pour
se débarrasser d'une convention qui ne lui serait pas avantageuse et
tirer un meilleur parti de sa propriété après l'exécution des travaux
exigés par la salubrité? Cette prétention serait contraire à tous les principes de droit et d'équité, et le seul arrêt qui, à notre connaissance, ait
été rendu en cette matière, est conforme à notre opinion (arrêt C. de
Paris du 24 août 1854, — Sacrez contre Barbier). En résumé, le preneur
continue à être seul en droit de demander la résiliation de son bail,
mais s'il la demande, il n'a droit à aucuns dommages-intérêts. Si, au
contraire, il préfère rester dans les locaux loués, le propriétaire ne
peut pas l'en faire partir.

*2ᵉ cas. — Interdiction définitive d'habitation de tout ou partie d'un
immeuble insalubre.* Aux termes de l'article 1722 du Code civil, si
pendant la durée du bail, la chose louée est détruite en totalité par
cas fortuit, le bail est résilié de plein droit; si elle n'est détruite qu'en
partie, le preneur peut, suivant les circonstances, demander ou une
diminution de prix, ou la résiliation même du bail. Dans l'un et l'autre
cas, il n'y a lieu à aucun dédommagement.

En outre, l'article 1741 dispose que le contrat de louage se résout
par la perte de la chose louée.

L'interdiction d'habitation de tout ou partie d'un immeuble insalubre
équivaut à la perte ou à la destruction totale ou partielle de cet immeuble en ce qui concerne l'usage auquel il était affecté.

En conséquence, si l'interdiction d'habitation s'applique à l'ensemble de l'immeuble, le bail se trouve résilié de plein droit, et, dans ce cas, le propriétaire peut, sans aucun doute, obtenir cette résiliation qui ne saurait être contestée par le locataire, par suite de la perte de la chose louée.

Si, au contraire, l'interdiction ne s'applique qu'à une partie des lieux loués, le preneur seul peut demander, suivant les circonstances, la résiliation du bail ou une diminution de loyer. Cette faculté n'est pas réservée au bailleur, pour les raisons que nous avons indiquées dans le premier cas, relatif à l'exécution des travaux d'assainissement. Mais le preneur ne peut jamais obtenir de dommages-intérêts. C'est dans ce sens qu'a été rendu un jugement du tribunal civil de la Seine du 1er février 1883 (Levant contre Baduel).

Dans tous les cas, la résiliation du bail doit être prononcée par les tribunaux civils, les questions de cette nature n'étant pas de la compétence des tribunaux administratifs.

Enfin, la rédaction de l'article ne s'oppose pas à ce qu'il soit alloué des dommages-intérêts aux locataires qui éprouveraient un préjudice par suite des mesures prises par le propriétaire pour satisfaire aux prescriptions de l'autorité. Tel serait le cas pour les locataires d'une maison dans laquelle le propriétaire aurait supprimé la loge de concierge, interdite par mesure de salubrité, et qui se trouverait ainsi dépourvue de surveillance efficace (jugement du tribunal civil de la Seine du 18 novembre 1858).

En présence de ces diverses observations, nous nous demandons si la rédaction de l'article 14 ne devrait pas être modifiée, de telle sorte qu'il soit stipulé que le propriétaire ne puisse pas réclamer la résiliation des baux quand il s'agit, soit de l'exécution de travaux d'assainissement, soit de l'interdiction partielle à titre d'habitation de locaux insalubres.

ARTICLE 15.

Lorsque l'insalubrité résultera de causes extérieures et permanentes ou de causes qui ne pourront être détruites que par des travaux d'ensemble, si la commune dispose de ressources ordinaires ou extraordinaires suffisantes, elle pourra acquérir la totalité des propriétés comprises dans le périmètre des travaux ; elle pourra même recourir, pour cette acquisition, à l'expropriation, dans les formes prévues par la loi du 3 mai 1841.

En cas d'insuffisance des revenus communaux, le département et l'État pourront accorder des subventions. Si une commune disposant de ressources ordinaires ou extraordinaires suffisantes, refusait d'acquérir les immeubles indispensables à l'assainissement, il serait procédé conformément au § 4 de l'article 39 de la loi du 18 juillet 1837.

Les portions de propriétés qui, après l'assainissement opéré, resteraient en dehors des alignements arrêtés pour les nouvelles constructions, pourront être revendues aux enchères publiques, sans que, dans ce cas, les anciens propriétaires ou leurs ayants droits puissent réclamer le bénéfice des articles 60 et 61 de la loi du 3 mai 1841.

Cet article étend les pouvoirs que la loi de 1850 avait donnés aux communes pour faire cesser l'insalubrité résultant de causes extérieures et permanentes, qui ne peuvent être détruites que par des travaux d'ensemble. Dans ce cas, la loi autorise les communes à exproprier la totalité des propriétés comprises dans le périmètre déclaré insalubre.

Cette faculté d'expropriation est convertie en obligation pour les communes qui disposeraient de ressources suffisantes pour exécuter les travaux d'assainissement, et en cas de refus de la part des conseils municipaux, il serait pourvu à la dépense au moyen d'une imposition d'office.

Enfin, le principe des subventions de l'État et des départements est admis en faveur des communes dont les revenus seraient insuffisants pour exécuter ces travaux.

Cette dernière disposition n'est que l'application d'une circulaire ministérielle du 11 août 1850, adressée aux préfets après le vote de la loi sur les logements insalubres. « Il est évident, disait le ministre, « que, dans bien des cas, l'application de cette disposition (l'expropria- « tion des immeubles) se trouvera entravée par l'insuffisance des res- « sources financières des communes. Il est évident aussi que les travaux à « effectuer pourraient avoir un caractère d'utilité assez général pour que « le département ait intérêt à en seconder l'exécution. Les conseils « généraux auront donc à se préoccuper de cette éventualité et à exa- « miner dans quelle mesure il leur serait possible de s'associer aux « efforts des communes.... »

La commission des logements insalubres de Paris aurait voulu que, dans le cas d'expulsion en masse de locataires occupant des groupes d'immeubles interdits à titre d'habitation, la loi donnât aux communes le moyen de pourvoir provisoirement au logement des plus nécessiteux et leur en fît même au besoin une obligation.

Cette proposition avait quelque rapport avec celle de M. de Melun (du

Nord) et de M. Wolowski, qui demandaient, en 1850, que les communes fussent autorisées à s'imposer extraordinairement pour encourager la construction de petits logements présentant les conditions d'hygiène et de salubrité nécessaires. Mais elle pouvait entraîner des dépenses considérables et devenir une source d'abus fort difficiles à réprimer ; aussi la préfecture de la Seine et la commission parlementaire n'ont pas cru devoir l'accepter.

Nous n'oublierons pas, en terminant, de rappeler les études entreprises en ce moment par le conseil municipal et l'administration pour assurer la construction de logements salubres et à bon marché, études qui sont sur le point d'être terminées, et dont le résultat permettra de donner en partie satisfaction aux vœux des hygiénistes et des philanthropes.

TITRE III.

ARTICLE 16.

Les ouvertures pratiquées pour l'exécution des travaux d'assainissement seront exemptées pendant six ans de la contribution des portes et fenêtres.

Le projet porte de trois à six ans la durée d'exemption de l'impôt des portes et fenêtres consentie par la loi actuelle en faveur des propriétaires qui ont pratiqué des ouvertures dans leurs immeubles pour satisfaire aux prescriptions de la salubrité.

Cette nouvelle faveur ne peut qu'encourager les propriétaires à obéir à la loi : « Le croirait-on, s'écrie M. Martin Nadaud dans son rapport « sommaire sur sa proposition de loi, il y a en France 219,270 maisons « sans la moindre fenêtre ! L'air et la lumière n'arrivent aux malheu- « reux qui habitent ces exécrables taudis que par une porte ou par un « trou pratiqué dans cette porte, qu'il faut bien fermer à l'époque des « pluies, des neiges et des grands froids..... Quand donc pourrons- « nous faire disparaître cet odieux impôt des portes et fenêtres que « nous avons emprunté à l'Angleterre, mais que nos voisins ont fait « disparaître il y a bien des années ? Il n'est point douteux que ce soit « pour échapper au fisc que l'on conserve ces habitudes de loger des « hommes libres dans les cabanes des anciens esclaves ou serfs. »

Lors de la discussion de la loi de 1850, M. Théophile Roussel avait déjà demandé cette durée de six ans pour l'exemption de l'impôt, et

M. le préfet de la Seine l'avait proposée dans sa lettre au ministre relative au projet de révision de la loi.

ARTICLE 17.

En cas d'inexécution, dans les délais déterminés, des travaux jugés nécessaires, si le local continue à être une cause d'insalubrité, les intéressés seront passibles d'une amende de 50 à 200 fr.

Si, après une première condamnation, les travaux ne sont pas exécutés dans un délai de six mois, il sera infligé une nouvelle amende de 200 à 1,000 fr.

Si l'interdiction définitive d'un local a été prononcée, tout contrevenant à cette interdiction sera passible d'une amende de 500 à 2,000 fr.

En cas de récidive, l'amende pourra être portée à 3,000 fr.

ARTICLE 18.

L'article 463 du Code pénal sera applicable à toutes les contraventions ci-dessus indiquées.

Ces deux articles demandent à être examinés ensemble.

Ils ont une très grande importance, car ils renferment la sanction de la loi, en indiquant les pénalités qui seront infligées aux propriétaires qui ne se seront pas conformés à ses dispositions.

La loi de 1850, il faut bien le dire, n'établit pas une répression suffisante. Les contrevenants sont condamnés, pour la première fois, à une amende variant de 16 à 100 fr., et, en cas de récidive dans l'année, l'amende peut s'élever jusqu'au double, soit de la valeur des travaux à exécuter, soit de la valeur locative du logement interdit; mais, en vertu de l'article 463 du Code pénal sur les circonstances atténuantes, cette amende peut être réduite par le tribunal à 1 fr.

D'un autre côté, la loi n'autorise pas l'exécution d'office par la commune des travaux de salubrité que le propriétaire ne veut pas faire.

On comprend que, dans ces conditions, beaucoup de propriétaires préfèrent subir une condamnation à une amende insignifiante, même prononcée par le tribunal correctionnel, plutôt que de se conformer aux injonctions administratives, qui leur occasionnent des dépenses souvent considérables.

Il ne faut pas se dissimuler que, depuis quelques années, à Paris, le nombre des contrevenants augmente, ainsi qu'on peut s'en rendre compte par l'examen du tableau que nous avous dressé dans la première partie de cette étude.

Il est donc nécessaire d'armer le pouvoir d'une autorité suffisante si l'on veut que la loi soit sérieusement efficace, maintenant surtout qu'elle doit être appliquée dans toute l'étendue du territoire.

Ce résultat est-il atteint par le projet de loi ? Nous ne le pensons pas.

Le projet se contente d'élever le taux des amendes, qui varieraient entre 50 et 3,000 fr., et comme l'article 463 du Code pénal est toujours applicable, ces chiffres pourraient, en réalité, se trouver réduits à 1 fr. La situation serait donc à peu près la même qu'aujoud'hui, surtout avec la tendance des tribunaux correctionnels à modérer le plus possible les pénalités encourues en cette matière.

Dans son travail sur la réforme de la loi, la commission des logements insalubres de Paris avait été beaucoup plus loin. Elle proposait tout à la fois la condamnation à l'amende et à l'exécution des travaux d'assainissement dans le cas de prescription de travaux, et la condamnation à l'amende et à la prison lorsqu'il s'agit de contravention à un arrêté d'interdiction d'habitation. L'amende ne pouvait pas être inférieure à 1,000 fr. et l'emprisonnement variait de 1 à 10 jours, sans que le contrevenant pût invoquer, dans aucun cas, le bénéfice des circonstances atténuantes.

Ce système de coercition nous paraît trop rigoureux.

Ce qu'il importe avant tout, c'est d'arriver à l'assainissement des habitations, et nous croyons que le meilleur moyen d'obtenir ce résultat consiste dans l'obligation d'exécuter les travaux prescrits. C'est une mesure grave assurément, mais la seule efficace, et dont l'application n'est d'ailleurs pas sans précédents. En effet, en matière de périls de bâtiments, de contraventions de voirie, les propriétaires sont condamnés à faire exécuter les travaux nécessaires et, faute par eux de le faire, l'administration est autorisée à y procéder à leurs frais. La question de la salubrité des habitations, qui intéresse la santé publique, est certainement assez importante pour que le législateur n'hésite pas à recourir à l'exécution d'office, en cas de résistance de la part des intéressés.

Depuis longtemps déjà, l'Angleterre nous a précédés dans cette voie, et l'exemple de ce grand pays, pourtant si respectueux de la propriété, était invoqué par M. de Melun (du Nord) et par M. Wolowski lors de la discussion de la loi de 1850 :

« Un bill de 1846, disait M. Wolowski, un autre bien plus complet

« de 1848 ne se bornent pas à dire que les logements qui seraient
« insalubres ne pourront pas être mis en location ; ils disent que
« le conseil de salubrité pourra procéder *d'office* à l'assainissement
« de ces logements si le propriétaire ne le fait pas par lui-même, et
« les frais de l'assainissement retombent ensuite à la charge du pro-
« priétaire. Il y a privilège acquis à la commune qui a fait opérer
« l'assainissement ; c'est là le principe dont je demande l'application
« en France. »

Et M. Wolowski proposait, à cet effet, d'autoriser les communes à
s'imposer extraordinairement 5 centimes additionnels au principal des
contributions directes.

A ces deux bills de 1846 et de 1848, il faut ajouter la grande loi de
salubrité publique (*The Public Health Act*) de 1875, qui a confirmé
et amendé les lois existantes concernant l'hygiène publique en Angleterre [1]. Les articles 97 et 98, qui ont trait à la question qui nous occupe, sont assez intéressants pour que nous les citions dans leur
entier :

« Art. 97. — Lorsqu'il sera prouvé, suivant la décision de la Cour,
« qu'une maison ou qu'un bâtiment est impropre à l'habitation de
« l'homme comme étant insalubre, la Cour pourra défendre de la
« faire servir à cet usage jusqu'à ce que, conformément à son avis,
« cette maison ou ce bâtiment ait été approprié audit usage ; la Cour
« pourra alors remplacer son premier ordre par un autre déclarant la
« maison ou le bâtiment habitable, et à partir de cette date cette mai-
« son ou ce bâtiment pourra être loué ou habité.

« Art. 98. — Toute personne qui négligerait de se soumettre à un
« ordre de l'autorité locale, et qui ne pourra prouver à la Cour qu'elle
« a apporté toute l'activité voulue à l'exécution dudit ordre, sera pas-
« sible d'une amende qui n'excédera pas 10 shillings par jour, pour
« chaque jour de contravention ; toute personne agissant de propos
« délibéré contrairement à une injonction prohibitive, sera passible
« d'une amende qui n'excédera pas 20 shillings par jour pour chaque
« jour de contravention. En outre, l'autorité locale pourra pénétrer dans
« les locaux visés par l'ordre ou l'injonction pour faire cesser l'état de
« choses contraire à la salubrité publique, et faire tout ce qui sera
« nécessaire pour l'exécution dudit ordre ou de ladite injonction ;

---

1. *La Médecin publique en Angleterre*, par Walter Douglas Hoog.

« l'autorité locale pourra recouvrer du contrevenant, *in a summary* « *manner*, les dépenses qu'elle aura faites. »

Nous appuyant sur ces précédents, nous proposons que les tribunaux soient autorisés à condamner les contrevenants : 1° à une amende variant de 16 à 100 fr. pour ne s'être pas conformés à l'injonction ; 2° à l'exécution des travaux de salubrité, ou à la fermeture des locaux interdits à titre d'habitation. En cas de refus de leur part, l'administration pourrait procéder d'office à l'exécution de ces travaux, ou à la fermeture des locaux interdits, et le remboursement des frais aurait lieu par privilège et préférence à toutes autres créances sur l'immeuble et ses produits. Dans ces conditions, l'application de l'article 463 sur les circonstances atténuantes ne présenterait plus d'inconvénient, au point de vue de la modération de l'amende, puisque le but de la loi, qui est l'assainissement des habitations, serait atteint.

En outre, lorsqu'il s'agirait d'une contravention à l'arrêté qui prononcerait l'interdiction d'habitation, c'est-à-dire de l'infraction la plus préjudiciable à la santé publique, nous admettrions qu'*en cas de récidive,* les intéressés fussent passibles d'une peine correctionnelle variant de 1 à 3 jours de prison, sous réserve de l'application de l'article 463 du Code pénal.

Sans doute la mesure concernant l'exécution d'office des travaux de salubrité pourra causer quelques mécomptes au point de vue des finances municipales ; les communes seront peut-être exposées à ne pas rentrer toujours dans les avances qu'elles auront faites. Mais nous ferons remarquer, d'une part, que l'administration restera toujours libre d'apprécier s'il ne convient pas, dans certains cas, d'user de tolérance ; et, d'autre part, que les propriétaires avertis préféreront la plupart du temps procéder eux-mêmes à l'exécution des travaux, plutôt que de les laisser faire par l'administration dans des conditions qui leur seraient beaucoup plus onéreuses.

Si maintenant nous examinons l'article 17, tel qu'il est présenté par la commission parlementaire, nous soumettrons les observations suivantes :

1° D'après la loi actuelle, aussitôt que toutes les formalités ont été remplies et que tous les délais sont expirés sans que le propriétaire se soit conformé aux injonctions de l'autorité, le tribunal correctionnel, saisi du procès-verbal de contravention, n'a plus qu'à prononcer la condamnation à l'amende. Il n'a pas à examiner le fond de l'affaire, notamment si les travaux réclamés sont plus ou moins nécessaires ou si l'interdiction d'habitation doit ou ne doit pas être maintenue. Ces questions sont de la compétence des tribunaux administratifs, qui ont seuls qualité pour apprécier les réclamations des intéressés.

Il n'en serait plus de même dans le projet de la commission parlementaire. En effet, l'article 17 dit que les intéressés sont passibles de l'amende, *si le local continue à être une cause d'insalubrité.* Cette phrase incidente permet au tribunal correctionnel d'examiner à nouveau l'affaire; les prévenus ont le droit de contester l'utilité des mesures prescrites. C'est un procès qui s'engage, alors que la question paraissait terminée. Il en résulte que la procédure est allongée au lieu d'être diminuée, et que l'affaire peut s'éterniser, au détriment de la santé publique. Cette disposition est en contradiction avec l'esprit général de la loi; elle ne pourrait être maintenue sans risquer de compromettre sérieusement les résultats qu'on attend d'une nouvelle réglementation. Aussi nous ne doutons pas que les législateurs, mieux éclairés, ne suppriment ce membre de phrase, dont l'adoption aurait les conséquences les plus fâcheuses au point de vue de la salubrité.

2° Lorsqu'il s'agit de récidive, l'article 17 semble établir une distinction entre la contravention à l'arrêté d'injonction de travaux d'assainissement et la contravention à l'arrêté d'interdiction d'habitation.

En effet, dans le premier cas, c'est à l'expiration du délai de six mois après la première condamnation, qu'une nouvelle amende est infligée aux contrevenants, tandis que, dans le second cas, le délai n'est pas déterminé; l'article indique seulement qu'il faut qu'il y ait *récidive* pour que la nouvelle amende soit prononcée. Or, d'après l'article 483 du Code pénal, il y a récidive, lorsqu'il a été rendu contre le contrevenant, *dans les douze mois précédents,* un premier jugement pour contravention commise dans le ressort du même tribunal. Donc, si l'on s'en tient au texte même de l'article 17, une seconde condamnation en matière d'interdiction d'habitation ne pourra être prononcée qu'après un délai de douze mois à compter de la première condamnation.

Nous ne croyons pas que cette distinction ait été faite intentionnellement par la commission parlementaire. On ne comprendrait pas, en effet, pour quels motifs les contrevenants seraient plus favorisés dans le cas d'interdiction d'habitation que dans le cas d'inexécution de travaux. Les infractions de la première catégorie sont bien plus graves que celles de la seconde, attendu qu'il est beaucoup plus dangereux pour la santé de laisser habiter dans des locaux qui ne peuvent être assainis, qui doivent être absolument condamnés, que de ne pas exécuter de travaux dans les locaux qui, souvent, n'ont besoin que de réparations peu importantes pour devenir parfaitement salubres.

Nous pensons, en conséquence, qu'il serait nécessaire de modifier la rédaction de l'article 17, de manière à réduire à six mois le délai pour la seconde condamnation en matière d'interdiction d'habitation, comme celui qui a été fixé pour le cas d'inexécution des travaux.

ARTICLE 19.

Les amendes prononcées en vertu de la présente loi seront versées dans les caisses municipales. Elles seront attribuées, à Paris, à l'administration de l'assistance publique, dans les départements, soit au bureau, soit à l'établissement de bienfaisance de la commune où sont situés les locaux à raison desquels ces amendes auront été encourues.

S'il n'existe aucun établissement de bienfaisance ayant un caractère communal, les amendes seront attribuées à la commune elle-même qui en appliquera le montant à des œuvres d'assistance publique.

Lorsque la commune possédera plusieurs bureaux ou établissements de bienfaisance, le montant des amendes sera réparti également chaque année, par arrêté du maire, entre ces divers établissements.

Cet article ne donne lieu à aucune observation. Il n'est, du reste, que la reproduction de l'article correspondant de la loi actuelle, avec quelques modifications de détail qui le complètent heureusement.

TITRE IV.

ARTICLE 20.

Dans les trois mois qui suivront la promulgation de la présente loi, il sera institué dans chaque chef-lieu de canton, conformément à l'article 3 de l'arrêté du 18 décembre 1848, une commission cantonale d'hygiène publique.

Dans les villes divisées en plusieurs cantons comprenant ou non des communes rurales, le conseil d'hygiène institué conformément à l'article 1er de l'arrêté du 18 décembre 1848 fera fonctions de commission centrale.

ARTICLE 21.

La commission cantonale d'hygiène se réunira au moins tous les trois mois à la mairie du chef-lieu de canton et chaque fois qu'elle sera convoquée par l'autorité préfectorale.

Une fois au moins par an, elle fera visiter les diverses communes du canton par ses membres ou, lorsque les circonstances l'exigeront, par des auxiliaires que le préfet nommera sur sa proposition.

Pour ces visites, les membres et les auxiliaires de la commission cantonale devront se mettre en rapport, dans chaque commune, avec le président de la commission municipale des logements insalubres, et s'assurer du bon fonctionnement de cette commission.

Un rapport spécial sur chacune des visites faites par les membres et les auxiliaires de la commission cantonale sera adressé au président de cette commission dans le délai de huit jours.

S'il est constaté que la commission municipale ne fonctionne pas régulièrement dans une commune, le président de la commission cantonale en avisera immédiatement l'autorité préfectorale par un rapport spécial.

ARTICLE 22.

Dans toutes les circonstances où il le jugera utile, le préfet pourra déléguer un ou plusieurs membres de la commission cantonale pour des visites spéciales dans une ou plusieurs communes du canton.

ARTICLE 23.

Les membres et les auxiliaires de la commission cantonale pourront recevoir des indemnités de déplacement imputables sur un crédit ouvert au budget départemental.

ARTICLE 24.

Chaque année, la commission cantonale adressera au préfet un rapport sur ses travaux en matière de logements insalubres ; ce rapport sera communiqué aux conseils d'hygiène publique de l'arrondissement et du département.

ARTICLE 25.

Chaque année, le préfet adressera au ministre du commerce un rapport sur le service des logements insalubres dans le département ; ce rapport sera communiqué au conseil général.

ARTICLE 26.

Le ministre du commerce présentera aux Chambres un rapport annuel et d'ensemble sur le service des logements insalubres.

Dispositions supplémentaires.

ARTICLE 27.

Les articles de la présente loi relatifs aux commissions cantonales d'hygiène ne sont pas applicables à la ville de Paris.

ARTICLE 28.

La présente loi est applicable à l'Algérie.

ARTICLE 29.

Les lois du 13 avril 1850 et du 25 mai 1864 sur les logements insalubres sont abrogées.

Ce titre est consacré à l'organisation et au fonctionnement des commissions centrales d'hygiène publique, dont la création prévue à titre facultatif par l'arrêté du Gouvernement du 18 décembre 1848, serait désormais rendue obligatoire.

L'examen de ce titre ne rentre pas dans la tâche que nous nous étions assignée et sort d'ailleurs de notre compétence. Aussi nous bornons-nous à mentionner les articles qui ont trait à cette institution. Toutefois, nous croyons devoir appeler l'attention du législateur sur la question de savoir si ces commissions devront borner leur rôle à contrôler l'action des commissions de logements insalubres, comme semble l'indiquer le projet, ou bien si elles posséderont toutes les attributions que l'arrêté du 18 décembre 1848 a confiées aux conseils d'arrondissement, en ce qui concerne l'hygiène publique du canton.

Enfin, nous ne pouvons qu'approuver les dispositions des articles 24, 25 et 26, qui obligent les commissions cantonales, les préfets et le ministre du commerce à dresser chaque année des rapports sur le service des logements insalubres. La publication de ces documents contribuera à éclairer l'opinion publique sur l'état sanitaire du pays et permettra d'apprécier la nécessité des modifications que réclamerait la mise en pratique de la loi.

En résumé, le projet de la commission parlementaire, ainsi qu'on peut s'en rendre compte, remédie à certaines des imperfections de la loi de 1850. Ce projet transforme en obligation la faculté accordée aux communes d'organiser des commissions de logements insalubres, il étend et fortifie l'action de ces commissions, et il abrège la durée de la procédure, tout en conservant à la propriété les garanties qui lui sont nécessaires. Les observations que nous avons présentées en ce qui concerne cette partie du projet, portent plutôt sur des points de détail et de forme que sur le fond même du travail de la commission parlementaire, dont l'adoption réalisera certainement un progrès sur la situation actuelle.

Mais nous regrettons que la commission de la Chambre des députés se soit arrêtée dans cette voie de progrès, en n'édictant pas l'obligation d'exécuter les mesures de salubrité prescrites par l'administration. Aussi nous persistons à penser que c'est dans cette obligation que réside la sanction véritable de la loi et que la réforme proposée ne sera complète que lorsqu'on aura donné à l'autorité des pouvoirs suffisants pour atteindre sûrement le but désiré, c'est-à-dire l'assainissement des habitations et, par suite, l'amélioration de la santé publique.

IV

MÉMOIRE

SUR LA

RÉFORME DE LA LOI DU 13 AVRIL 1850

PRÉSENTÉ AU

CONGRÈS D'HYGIÈNE ET DE DÉMOGRAPHIE DE 1889

Dans l'étude précédente, nous avons résumé de la manière suivante les imperfections que présente, suivant nous, la loi du 13 avril 1850 :

1° Caractère facultatif de la loi, qui laisse aux conseils municipaux le soin de créer ou de ne pas créer, à leur volonté, des commissions de logements insalubres ;

2° Impossibilité de remédier aux causes d'insalubrité existant, soit dans les locaux qui ne servent pas de logements proprement dits, mais dans lesquels l'homme passe la journée et même la nuit pour travailler, comme les bureaux, les établissements de commerce..., etc., ou enfin provenant de l'abus de jouissance des locataires ;

3° Durée beaucoup trop longue de la procédure, qui ne permet pas, en général, de terminer avant une période de six mois à un an les affaires qui ne soulèvent pas de réclamations, et avant un délai de trois ou quatre ans, quelquefois même davantage, celles qui sont l'objet de recours contentieux de la part des propriétaires ;

4° Insuffisance des moyens de répression à l'égard des propriétaires récalcitrants, la commune ne pouvant pas obliger ces derniers à faire exécuter les mesures de salubrité prescrites, ou, à leur défaut, les faire exécuter d'office.

Aussi, de divers côtés, des vœux et des projets tendant à la revision de loi de 1850 ont été formulés, notamment par la commission des logements insalubres de Paris, et une proposition de loi déposée par M. Martin Nadaud, le 3 novembre 1881, sur le bureau de la Chambre des députés, a fait l'objet d'un rapport, qui a été renvoyé, après un commencement de discussion, à la commission parlementaire pour un nouvel examen, qui n'a pas eu lieu.

D'autre part, il s'est produit dans ces derniers temps un mouvement d'opinion, dont le but serait d'obtenir, non plus seulement la revision de la loi de 1850, mais une refonte complète des services de l'hygiène. Au nombre des travaux relatifs à cette question, nous citerons les mémoires et projets émanant de MM. Monod, Alphand et Émile Laurent, du comité consultatif d'hygiène publique, dont le rapporteur était M. le docteur A.-J. Martin, du ministère du commerce, et enfin de M. Siegfried, député, et d'un grand nombre de ses collègues concernant l'organisation de l'administration de la santé publique.

Dans ces divers projets, les attributions des commissions de logements insalubres sont remises aux conseils d'hygiène, réorganisés sur de nouvelles bases et avec des pouvoirs plus étendus qu'aujourd'hui, et l'action de ces conseils est complétée par un service d'inspection, chargé de provoquer et de surveiller l'exécution des mesures d'assainissement prescrites.

Nous croyons que ces diverses modifications, bien que constituant des améliorations à la loi de 1850, ne sont pas cependant suffisantes. Dans une question qui touche à la santé et à la vie de plusieurs millions d'êtres humains, *il faut agir vite et d'une manière efficace,* et les moyens indiqués jusqu'à présent ne nous paraissent pas devoir atteindre le but cherché.

Aussi, parlant en notre nom personnel, et en nous basant sur l'expérience que nous a donnée la pratique de la loi sur les logements insalubres depuis bientôt douze années, nous soumettons un projet de réforme beaucoup plus radicale de la loi de 1850.

Dans notre système, nous partons de ce principe que l'on peut appliquer sans inconvénient à l'hygiène des habitations les règles relatives à l'organisation, à la procédure et aux pénalités qui existent actuellement en matière de police des constructions.

En conséquence, nous retirons aux commissions, quelles qu'elles soient, ainsi qu'aux conseils municipaux, la mission de veiller à l'assainissement des logements, et nous confions ce soin à des agents nommés directement par l'administration et placés sous son autorité. Cette disposition peut paraître excessive ; en réalité, elle n'est que l'application, aux questions de salubrité intérieure des habitations, des règlements en vigueur en ce qui concerne la police des constructions, les périls des bâtiments, les établissements insalubres, les fosses et les cabinets d'aisances, etc. Nous ne voyons pas, en effet, les motifs d'une organisation différente dans les services dont la nature est la même, ou qui du moins ont entre eux des points de contact si rapprochés que souvent ils se confondent. Les agents, qui, sous la dénomination, variant suivant les localités, de commissaires voyers, d'architectes, d'agents voyers, d'inspecteurs, de conducteurs, etc., etc., sont aujourd'hui chargés de la police des constructions, ont la compétence voulue pour assurer la salubrité des habitations. Ils pourraient donc avoir ce service dans leurs attributions, et nous ajoutons qu'ils auraient le temps de s'en occuper. On n'aurait donc pas besoin d'avoir recours à des créations d'emplois, toujours fort coûteuses, et dont l'idée répugne à l'opinion publique. Il y aurait seulement lieu de prévoir, pour ce surcroît de travail donné aux agents, l'allocation d'une indemnité qui ne serait jamais bien élevée et que compenseraient largement d'ailleurs les avantages qui en résulteraient pour la santé publique. Enfin, si, dans les grandes villes ou dans les communes importantes, il était nécessaire de charger un ou plusieurs agents de ce service, il n'en serait pas de même dans les petites communes qui pourraient être groupées, comme elles le sont déjà au point de vue administratif et judiciaire, pour former des circonscriptions ayant également leur direction, en ce qui concerne l'hygiène, au chef-lieu de canton ou au chef-lieu d'arrondissement.

En supprimant l'action des commissions de logements insalubres, nous n'entendons nullement par là méconnaître les services qu'elles rendent à la cause de l'hygiène. — Nous avons vu à l'œuvre la commission parisienne pendant de longues années, et nous nous faisons un devoir de le proclamer bien haut, cette commission fait tout ce qu'il est en son pouvoir pour assurer la salubrité des habitations.

Mais les commissions des logements insalubres sont entachées de vices originels qui rendent trop souvent son action impuissante.

D'abord, il n'en existe qu'un nombre des plus restreints, sept ou huit environ, dans quelques grandes villes, alors qu'il y a plus de 36,000 communes en France, et ce très petit nombre s'explique aisément quand on sait que c'est aux conseils municipaux seuls qu'il appartient de créer des commissions de logements insalubres et d'en nommer les membres. En effet, comment espérer obtenir de conseils municipaux élus l'organisation de commissions, dont le rôle est d'exiger des électeurs l'exécution de travaux se traduisant par des dépenses souvent élevées? — Comment d'ailleurs trouver dans la plupart des communes des citoyens assez dégagés de toute influence et assez compétents en même temps pour se charger de ces fonctions?

En outre, le mode de nomination des membres des commissions par les conseils municipaux présente le grave inconvénient de les rendre indépendants de l'administration, qui n'a pas sur eux l'autorité qu'elle a sur ses fonctionnaires et ses employés.

Enfin, ces honorables citoyens ont tous d'autres occupations, et, quels que soient leur zèle et leur dévouement, ils ne peuvent pas consacrer tout leur temps à la mission qui leur est confiée.

Ce sont ces diverses considérations qui nous ont démontré la nécessité de substituer à l'intervention et des commissions de logements insalubres et des conseils municipaux, l'action d'agents placés sous la dépendance directe de l'administration.

Ainsi organisés, ces agents visiteraient d'office ou sur l'ordre de l'autorité toutes les maisons et leurs dépendances, sans exception et sans attendre l'arrivée d'une plainte ou d'un signalement. Ils rechercheraient les causes de l'insalubrité des habitations et indiqueraient dans leurs rapports les moyens d'y remédier. Ces propositions feraient l'objet d'arrêtés d'injonction, pris par les maires des communes intéressées et notifiés aux propriétaires ou aux locataires, suivant les cas, des immeubles dans lesquels l'insalubrité aurait été constatée. Si les prescriptions édictées n'étaient pas exécutées dans le délai imparti, les contrevenants seraient traduits devant le tribunal de police du canton, qui, après avoir entendu les intéressés et s'être éclairé par tous les moyens possibles, condamnerait les contrevenants à l'amende et à l'exécution des mesures prescrites, ou, à leur défaut, d'office par l'administration, en conformité des articles 471, § 15, du Code pénal et 161 du Code d'instruction criminelle.

Comme on peut s'en rendre compte par ces indications sommaires, les commissions de logements insalubres sont remplacées par des agents administratifs, provoquant et poursuivant l'exécution des mesures de salubrité ; la juridiction beaucoup plus prompte des tribunaux de simple police est substituée à la juridiction des tribunaux administratifs, et l'exécution des mesures d'hygiène est assurée. — On obtient, en résumé, le résultat qu'il faut atteindre, l'assainissement des habitations, tout en laissant aux intéressés les moyens de se défendre contre des mesures injustes et vexatoires.

Nous ferons observer en terminant que, dans notre projet, nous ne touchons ni aux attributions des conseils d'hygiène, excepté celles relatives à l'assainissement des habitations, ni aux pouvoirs des municipalités et de l'autorité supérieure en temps d'épidémie, pouvoirs qui donnent à l'administration le droit de prendre d'urgence toutes les mesures nécessaires pour sauvegarder la salubrité publique.

Le mémoire que nous soumettons au Congrès n'entre pas dans les détails d'application de notre projet. Nous avons voulu seulement faire connaître nos idées sur cette question des logements insalubres et poser les principes qui pourraient servir de base à l'étude d'une réglementation, et que nous résumons, sous forme de vœux, de la manière suivante :

I.

Le service d'inspection des maisons insalubres et de leurs dépendances est confié à des agents nommés par l'administration et placés sous son autorité.

Seront chargés de ce service les agents désignés sous les dénominations, variant suivant les localités, de commissaires voyers, d'architectes, d'agents voyers, de conducteurs, d'inspecteurs, etc., etc., ayant déjà dans leurs attributions la police des constructions et l'assainissement des habitations.

Une indemnité sera allouée à ces agents pour le surcroît de travail que leur occasionnera ce nouveau service.

II.

Ces agents visiteront toutes les maisons sans exception et indiqueront dans leurs rapports les mesures indispensables d'assainissement qui leur paraîtraient nécessaires pour remédier à l'insalubrité des maisons et de leurs dépendances.

III.

Sur le vu des rapports de ces agents, les maires des communes, sur le territoire desquelles sont situées les maisons insalubres, feront injonction aux propriétaires ou aux locataires, suivant les cas, des immeubles dans lesquels l'insalubrité aura été constatée, d'avoir à exécuter les travaux d'assainissement reconnus nécessaires.

IV.

En cas d'inexécution des prescriptions de l'arrêté municipal, dans le délai fixé, les contrevenants seront traduits devant le tribunal de police du canton, et condamnés, s'il y a lieu, à l'amende et à l'exécution des mesures édictées; sur leur refus, l'administration sera autorisée à exécuter ces mesures d'office et aux frais des intéressés, conformément aux dispositions des articles 471, § 15, du Code pénal et 161 du Code d'instruction criminelle.

TABLE DES MATIÈRES

II.

III.

IV.

Nancy, imprimerie Berger-Levrault et Cie.